Diese Vitamine retten Ihr Haar

„Diese Vitamine retten Ihr Haar"
erschienen 10-2010, 1. Auflage
Verlagshaus Schlosser, 86316 Friedberg

Text: Christiane Knepel, Dagmar Dieckmann
Umschlag, Layout & Druck: Verlagshaus Schlosser
ISBN: 978-3-86937-130-6
€ 14,90

Diese Vitamine retten Ihr Haar!

Durch richtige Ernährung das Haarwachstum unterstützen
Mit individuellen Tipps und alltagstauglichen Kochrezepten

Autorinnen: Christiane Knepel und Dagmar Dieckmann

Inhaltsverzeichnis

1. Warum dieses Buch?

Was ist los auf Deutschlands Köpfen? Das Problem Haarausfall nimmt immer mehr zu. Jeder Zweite von uns hat irgendwann in seinem Leben damit zu tun. Und nicht nur betagte Menschen sind hiervon betroffen, es trifft zunehmend auch die Jüngeren!
Waren es bei den Frauen vor 100 Jahren hauptsächlich die reiferen Damen in den Wechseljahren, die vermehrt Haar verloren, so sind es heute oftmals blutjunge Frauen Anfang Zwanzig, die panisch ganze Haarbüschel aus ihrer Bürste zupfen. Auch die Männer, die erblich bedingt die klassische Halbglatze entwickeln, beobachten heute schon in jungen Jahren wehmütig die Veränderungen im Spiegel. Warum ist das so? In Zeiten von Fertiggerichten und extremer Hektik ist davon auszugehen, dass unserem Körper nicht immer die notwendigen Nährstoffe ausreichend zugeführt oder verstärkt abgebaut werden. Kommen dann noch der tägliche Genuss von Zigaretten oder Alkohol hinzu sowie Stress und unzureichende Flüssigkeitszufuhr, potenziert sich dieses Problem noch, denn es werden dem Körper darüber hinaus noch wichtige Mineralstoffe entzogen. Häufig ist Haarausfall die Folge, weil es zu einer Demineralisierung kommt und dem Körper für den Haarwuchs keine Mineralien mehr zu Verfügung stehen – da der Körper die letzten Reserven für wichtigere Stoffwechselprozesse benötigt. Viele werden jetzt erbost aufschreien: „Bei mir ist das anders, ich lebe gesund!“. Wo überall die Vitaminräuber lauern, um unsere Mineralstoffvorräte anzuzapfen, das werden Sie an späterer Stelle noch erfahren.

Auch wenn Haarausfall, als Symptom betrachtet, aus medizinischer Sicht kein allzu großes Problem darstellt, so stellen Haarprobleme für die Betroffenen eine große psychische Belastung dar. Vor allem Haarausfall bei Frauen ist nach wie vor ein Tabu-Thema, über das nicht offen gesprochen wird. Dabei kann mit der richtigen Ernährung dem schwächelnden Haarwuchs durchaus auf die Sprünge geholfen werden, sofern die Haarpapillen noch intakt sind.

Die Zeit ist reif für ein neues Nachschlagewerk, welches kompaktes Wissen über die Zusammenhänge zwischen Ernährung und Haarausfall ausführlich darstellt.
Wir werden oft gefragt, welche Form des Haarausfalls durch Ernährung zu beeinflussen ist. Hierüber gibt es nach wie vor keine eindeutigen wissenschaftlichen Beweise, aber zahlreiche Erfahrungsberichte. Das Thema Haarausfall ist nach wie vor unberechenbar. Nachgewiesen ist aber, dass bestimmte Vitamine, Nährstoffe, Mineralien und Spurenelemente für gesundes Haarwachstum verantwortlich sind.
Die 17 wichtigsten Biostoffe sind Thema dieses Buches. Wir stellen in diesem Buch die „magischen 38 Lebensmittel“ vor, die geballt und hoch konzentriert genau diese Biostoffe enthalten, die für Ihr Haar so wichtig sind. Wer langfristig seinem Körper diese Nährstoffe zuführt, stellt auf natürlichem Wege die Weichen dafür, dass Haarausfall gestoppt und neues Wachstum der Haare angeregt wird. Dennoch sollte Ihnen bewusst sein, dass bereits länger anhaltender Haarausfall eine gewisse Regenerationszeit braucht.

Wir möchten Sie mit unserem Buch motivieren, durch eine bewusste Ernährung positive Veränderungen zu erzielen. Wenn nicht jetzt – wann dann? Sie haben nichts zu verlieren – nur noch mehr Haare!

2. Wie funktioniert unser Haarwuchs?

Zuerst wollen wir uns mal den chemischen Aufbau des Haares ansehen. Haare bestehen zu 97 % aus Keratin, spiralförmigen Eiweißen. Woraus besteht nun Keratin? Die Komponenten Kohlenstoff, Sauerstoff, Stickstoff, Wasserstoff und Schwefel bilden die Aminosäure Cystein, die wiederum den Hauptbestandteil des Keratins ausmacht. Die kettenförmig angeordneten Keratin-Moleküle werden durch Schwefelbrücken miteinander verbunden.

Der Aufbau eines Haarfollikels vereinfacht dargestellt:

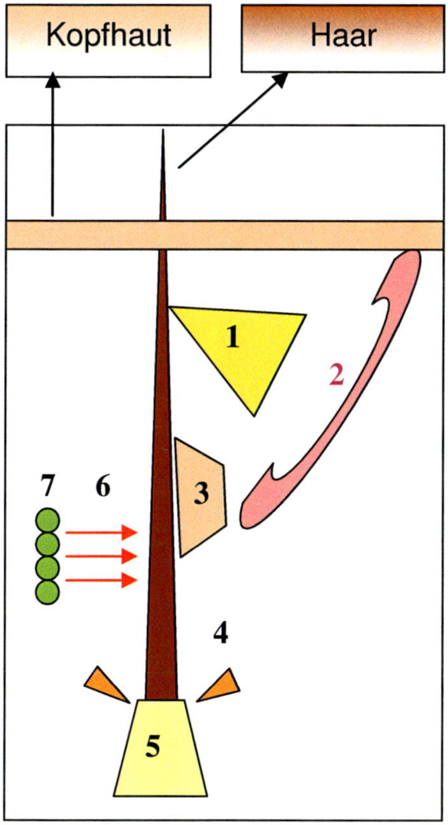

Erklärung der Skizze

1. Das Fett aus der **Talgdrüse** wird mit dem Haarschaft zur Hautoberfläche geleitet und beeinflusst die Fettung von Kopfhaut und Haar.

2. Schreck oder Kälte führen zur Erregung des **Musculus arrector pili** und somit zum Aufrichten des Haares (Gänsehaut-Phänomen).

3. In der sogenannten **Wulstregion** vermutet man die Stammzellen des Haarfollikels, die für die permanente Regeneration des Haares verantwortlich sind.

4. In den **Matrixzellen** finden die meisten Stoffwechselaktivitäten statt. Sie weisen eine sehr hohe Zellteilungsrate auf. Durch ständige Verhornung bilden sie Schicht für Schicht den Haarschaft.

5. Die **Haarpapille** übernimmt die Aufgabe der Kommandozentrale. Sie übermittelt Signale an die Matrixzellen. Die Pigmentierung der Haare (Farbgebung) wird durch Melanozyten hervorgerufen, die am oberen Pol der Papille sitzen.

6. Durch ein dichtes Kapillarnetz (die kleinsten Blutgefäße rund um das Haarfollikel) wird das Haarfollikel mit allen notwendigen Nährstoffen versorgt. Richtige Ernährung sorgt für eine einwandfreie Durchblutung.

7. Das Blut führt – wie auf einer Autobahn – alle notwendigen **Nährstoffe** für Ihr Haar mit, vorausgesetzt Sie nehmen die richtigen Nährstoffe zu sich!

Das Haarwachstum verläuft in Zyklen, die sich ständig wiederholen:

Der Zyklus beginnt mit der **Anagenphase**, auch Wachstumsphase genannt. Für unser Kopfhaar dauert sie 2–8 Jahre. 85–90 % der Haarfollikel durchlaufen normalerweise die Anagenphase.

Die **Katagenphase** kennzeichnet sich durch die allmähliche Rückbildung des Haarfollikels. Sie dauert nur ca. 2–3 Wochen. Ca. 1 % unserer Haarfollikel durchlaufen im Normalfall gerade die Katagenphase.

In der **Telogenphase** fallen die Haare aus. Sie dauert 3 Monate. 10–15 % der Haarfollikel durchlaufen bei gesundem Haar die Telogenphase. Nach und nach wird das Haar nun aus der Kopfhaut ausgestoßen. Aber keine Bange, hier bildet sich im selben Follikel kurz darauf wieder ein neues Haar.

Wir haben im Schnitt 100.000 bis 150.000 Haare auf dem Kopf, je nach Veranlagung. 100 Haare täglich zu verlieren ist völlig normal. Verstärkter Haarausfall wird oftmals erst viel später wahrgenommen, bedingt durch den sich ständig wiederholenden Haarzyklus. Andererseits warten viele Betroffene viel zu lange, bevor sie Ihrem Haarausfall den Kampf ansagen und verlieren dadurch wertvolle Zeit. Solange Ihre Haarpapillen noch lebendig sind, können Sie diese noch aktivieren. Warten Sie zu lange, verkümmern Ihre Haarpapillen. Tote erweckt man nicht mehr zum Leben! In manchen Fällen liegt ein Schaden am Haarschaft vor. Die Haare fallen nicht aus, brechen aber kurz über der Kopfhaut ab, was dann ebenfalls zu einer Lichtung des Haarkleids führen kann. Bei Haarverlust gilt generell: Handeln Sie jetzt – jeder Tag zählt.

3. Haarausfall durch Übersäuerung – meist nicht erkannt und doch so häufig!

Ganz schön traurig, dass diese Tatsache meist keinerlei Beachtung findet: 85 % aller Menschen mit Haarausfall leiden schon jahrelang an Übersäuerung. Dies ist bestimmt kein Zufall, aber wie hängt das nun alles zusammen?

Um Säuren im Körper zu neutralisieren, benötigt unser Stoffwechsel Mineralstoffe.
Diese Mineralstoffe werden unserem Körper über die tägliche Nahrung zugeführt. Werden aber durch falsche Ernährung nicht ausreichend Mineralstoffe aufgenommen oder aber durch ungesunde Belastungen wie z. B. Stress mehr Mineralstoffe verzehrt, dann ist unser Körper gezwungen, den Engpass an Mineralien auszugleichen und

die körpereigenen Reserven anzuzapfen. Der Haarboden ist das beliebteste Reservelager unseres Stoffwechsels und wird immer dann vom Körper „angepumpt", wenn dringend Säuren abgebaut werden müssen. Säuren zehren also jahrelang vom Mineralstoffspeicher unseres Haarbodens und es kommt früher oder später zum Mineralstoffverlust. Durch die Neutralisierung der Säuren entstehen wiederum Salze, auch als Schlacken bekannt. Dieser permanente Abbau von Mineralstoffen zur Neutralisierung der Säuren führt dann zum Haarausfall. Leider wird der Übersäuerung des menschlichen Körpers mit all seinen Krankheitsfolgen kaum Beachtung geschenkt. Dies ist soweit verständlich, da die Übersäuerung des Gewebes nicht zuverlässig nachgewiesen werden kann. Die Naturheilkunde befasst sich jedoch mehr und mehr mit dem Thema Übersäuerung, weil viele Krankheiten mittlerweile unter dem Verdacht stehen, durch Übersäuerung ausgelöst oder verstärkt zu werden.

Neben der Übersäuerung kommen dann die bekannten Ursachen für Haarverlust hinzu wie z. B. Schilddrüsen-Überfunktion oder Beginn der Wechseljahre usw.

Wird leider oft nicht erkannt:

Bei den meisten Betroffenen spielen gleich mehrere Faktoren eine Rolle, die im Zusammenspiel zu Haarausfall führen. Da jeder einzelne Faktor für sich allein oft als harmlos eingestuft wird, suchen viele Menschen mit Haarausfall vergeblich nach der Ursache. ***Das Zusammenspiel aller vorhandenen Faktoren wird oft nicht durchschaut.***

Kommen also zur Übersäuerung noch ein bis zwei weitere Ursachen oder Auslöser hinzu, verschärft sich das Problem rapide. Welche Ursachen und Auslöser hier eine Rolle spielen können, erfahren Sie in den nächsten Kapiteln.

Haarverlust durch Übersäuerung können wir aber stoppen, indem wir unseren Mineralstoffspeicher durch gezielte Ernährung wieder auffüllen – womit wir beim Thema dieses Buches wären. Sollten Sie also zu den Patienten zählen, bei denen keine eindeutige Ursache für den Haarausfall festgestellt werden konnte, dann willkommen im Club! Genau Sie sind unsere Zielgruppe und Sie dürfen Hoffnung schöpfen!

4. Die häufigsten nachweisbaren Formen des Haarausfalls und ihre Ursachen

Bevor wir uns nun der Ernährung widmen, schauen wir uns erst einmal genauer an, welche Ursachen für Haarausfall überhaupt nachweisbar sind. Wenn die Ursache eindeutig festgestellt werden kann, ist schon viel gewonnen. Der Haarausfall kann dann in vielen Fällen gezielt medizinisch behandelt werden. Leider kommt nicht jeder von uns dem Grund seines Haarausfalls eindeutig auf die Schliche. Viele fühlen sich mit ihrem Haarproblem allein gelassen.

4.1. Androgenetische Alopezie

Die androgenetische Alopezie kommt besonders häufig vor. Mit den niederschmetternden Worten „Da kann man nichts machen“ werden die Betroffenen dann auch meist stehen gelassen. Schuld am Haarausfall ist – bei Männern wie auch bei vielen Frauen – das männliche Sexualhormon Dihydrotestosteron (DHT). Auch wenn der Hormongehalt im Blut unauffällig ist, zeigen die Haarfollikel der Betroffenen eine Überreaktion auf das DHT. Diese Überempfindlichkeit ist genetisch bedingt. So reagieren die Haarfollikel des einen überhaupt nicht auf das DHT und ein anderer reagiert mit einem verkürzten Ablauf des Haarzyklus.

Die Folgen kommen Ihnen sicher bekannt vor:

- Die Haarfollikel schrumpfen
- Die Blutgefäße, die für das Haarwachstum notwendig wären, verkümmern
- Die Wachstumsphase wird immer kürzer und das Haar fällt schneller aus
- Statt dem ehemals vollen Haar wachsen nur noch dünne flusige Haare nach

Androgenetische Alopezie beim Mann

Typischerweise beginnt diese Form des Haarausfalls beim Mann mit ausgeprägten Geheimratsecken, die sich immer weiter ausdehnen und später zum Scheitel hin zusammenlaufen. Es kommt zur bekannten Halbglatze.

Hildegard von Bingen (1179) hatte schon im Mittelalter eine interessante Theorie aufgestellt: Die Nährstoffe des Haarbodens werden angezapft, um Säuren und Gifte zu neutralisieren. Dadurch stehen dem Haarboden diese Nährstoffe für das Haarwachstum nicht mehr zu Verfügung. „Frauen hingegen können sich während ihrer fruchtbaren Jahre einmal im Monat ihrer schlechten Säfte entledigen". Dieser Ansatz gewinnt in heutiger Zeit in der Naturheilkunde wieder an Bedeutung, wo man sich zunehmend mit dem Säure-Basen-Gleichgewicht des menschlichen Körpers befasst.

Androgenetische Alopezie bei der Frau

Auch bei Frauen kann es zu Geheimratsecken kommen. Tyisch ist aber vor allem der gelichtete vordere Oberkopfbereich. In diesen Regionen stellt man fest, dass zu wenig Testosteron zu Östrogen umgebaut wird. Im Bereich der Haarfollikel treiben sich dann zu viele Androgene herum.

Bei vielen Frauen mit androgenetischer Alopezie ist das Blutbild unauffällig und zeigt keine hormonellen Schwankungen. Es wird angenommen, dass diese Frauen überempfindlich auf das DHT reagieren und schon normale Androgenmengen den Haarausfall auslösen können. Wie empfindlich eine Frau auf DHT reagiert, ist genetisch bedingt. In vielen Fällen werden bestimmte Anti-Baby-Pillen gezielt verschrieben, um diese Form des Haarausfalls aufzuhalten.

In den Wechseljahren steigt der Testosteronspiegel der Frauen deutlich an, was in diesem Lebensabschnitt oftmals zu verstärktem Haarausfall führt.

Nicht immer ist die genetische Veranlagung Schuld, es kommen durchaus noch weitere Ursachen in Frage. So werden bei einer gestörten Funktion der Nebennierenrinde oder Hypophyse mehr Androgene (männliche Sexualhormone) produziert. Und bei einer Behandlung mit Anabolika oder Cortison werden mehr Androgene ausgeschüttet.

Leider wird Personen mit androgenetischer Alopezie sehr wenig Hoffnung auf Besserung gemacht. Wieso eigentlich? Selten wird darauf hingewiesen, dass Übersäuerung oder Vitaminräuber wie z. B. Stress oder einseitige Ernährung das Problem verstärken und dass durch eine Umstellung der Ernährung der Haarverlust deutlich reduziert oder hinausgezögert werden kann.

Wir können nicht verhindern, dass das DHT die Haarfollikel negativ beeinflusst, wir können den Haarboden aber so gut stärken, dass der Haarverlust weniger gravierend ausfällt.

Wenn bei Ihnen die Diagnose androgenetische Alopezie lautet:

Achten Sie auf eine ***basenüberschüssige Kost*** und nehmen Sie vor allem über Ihre tägliche Nahrung ***die 17 wichtigen Biostoffe für gesundes Haar*** zu sich, die wir in diesem Buch empfehlen. Ihre „Haarfabrik" wird im Kampf gegen das DHT viel besser bewaffnet sein!

Bauen Sie ***Bockshornkleesamen*** in Ihren Speiseplan ein (siehe Kapitel „Hilfreiche Kräuter"), diese hemmen die Umwandlung von Testosteron zu DHT und schützen somit Ihre Haarwurzeln.

4.2. Diffuser Haarausfall wirft häufig Rätsel auf!

Vielleicht stimmen Sie mir gequält zu: Nicht immer lässt sich die Ursache für diffusen Haarausfall eindeutig feststellen.

Für diffusen Haarausfall kommen diverse Auslöser in Frage, auf die wir gleich noch näher eingehen werden. Bei einer Übersäuerung des Körpers verstärkt sich das Problem noch, denn hier werden die Mineralien zur Säurenneutralisierung herangezogen, die unser Haarboden nun so dringend bräuchte. Was heißt überhaupt diffuser Haarausfall?

Beim akuten Verlauf kommt es sehr plötzlich zu massivem Haarverlust. Die Betroffenen stellen mit Grauen fest, dass beim Bürsten büschelweise Haare in der Bürste hängen bleiben oder den Abfluss der Dusche verstopfen.

„Das war doch sonst nicht so!“ denken die meisten. Je nach Haardichte des Betroffenen kann sich recht schnell eine Haarlichtung am Ober- und Hinterkopf einstellen. Die Kopfhaut ist dabei meist unauffällig. Schuld am Haarausfall ist eine Hemmung der Zellteilung, die dafür sorgt, dass viele wachsende Haare vorzeitig in die Ruhephase eintreten. Der Haarausfall setzt meist zeitversetzt nach ca. drei Monaten ein, nachdem eine schädigende Wirkung auf das Haarwachstum eingetreten ist.

Weitaus häufiger kommt ***der chronische Verlauf*** vor. Hier ist es oftmals schwer, die auslösende Wirkung zu erkennen. Das trifft die Betroffenen besonders hart, denn es ist schwer, dem Feind den Kampf anzusagen, wenn der Feind noch nicht einmal bekannt ist. Der Haarausfall setzt schleichend ein, der Betroffene hat in der Regel irgendwann das ungute Gefühl, früher einfach mehr Haare gehabt zu haben. Die wenigsten Menschen können den Zeitpunkt angeben, wann der Haarausfall begonnen hat. Irgendwann kommt es auch hier zu lichten Stellen im Haarkleid. Teilweise normalisiert sich das Haarwachstum zwischenzeitlich wieder und einige Jahre später setzt der schleichende Haarausfall erneut ein. Auch beim chronischen Verlauf liegt eine Hemmung der Zellteilung vor. Die möglichen Ursachen werden wir gleich genauer unter die Lupe nehmen. Es ist jedoch von Mensch zu Mensch ganz unterschiedlich, wie empfindlich die Haarmatrixzellen auf Stoffwechselstörungen oder Mangelzustände reagieren. Oft kann überhaupt keine Ursache festgestellt werden. In diesen Fällen liegt häufig eine Übersäuerung des Körpers vor, die aber nicht weiter verfolgt wird, obwohl durch eine Umstellung der Ernährung das Haarproblem behoben werden könnte!

Ihr erster Weg sollte zu Ihrem Hausarzt führen. Bestenfalls lässt sich dann schon anhand der Laborwerte (z.B. Kontrolle von TSH, Eisen, Gesamteiweiß usw.) eindeutig die Ursache feststellen. Sollte „alles in Ordnung sein“, bitte nicht verzweifeln, wir rücken Ihrem Problem Kapitel um Kapitel zu Leibe! Haarausfall durch Übersäuerung lässt sich z. B. **nicht** im Blut nachweisen.

Nicht nur Haarausfall, der durch Vitaminmangel entstanden ist, lässt sich durch eine gezielte Ernährung beheben.

Auch Haarausfall, dem ***andere Ursachen*** zugrunde liegen, lässt sich durch richtige Ernährung positiv beeinflussen. Hier wird nicht der Haarausfall direkt bekämpft, sondern ***der Nährboden für die Haare wird gestärkt, so dass die Haare weniger anfällig reagieren.*** Die Selbstheilungskräfte des Körpers werden aktiviert.

Nachgewiesene Ursachen für diffusen Haarausfall:

4.2.1. Überfunktion der Schilddrüse

Die Schilddrüse produziert die Hormone T3 und T4, die wichtige Aufgaben im Stoffwechsel unseres Körpers erfüllen. Bei einer Überfunktion kommt es zu einer gesteigerten Produktion dieser Hormone. Das Haarwachstum wird beschleunigt, die Haare fallen aber leider auch schneller wieder aus. Sie sind dünn, brüchig und werden nicht richtig lang, da die Haare früher als sonst in die Ruhephase (Telogenphase) eintreten. Dabei kann es vorkommen, dass schon eine geringe Hormonfehlfunktion starken Haarausfall verursacht, bei anderen Personen wiederum nimmt eine starke Hormonfehlfunktion kaum Einfluss auf den Haarwuchs. Das hängt ganz von der individuellen Veranlagung ab.

Zwei Grundregeln bei Haarausfall, verursacht durch Schilddrüsen-Überfunktion:

1. **Meiden Sie Fisch** wegen seines hohen Jod-Gehalts (aus Ihrer Liste der magischen 38 Lebensmittel bitte die komplette Fischrubrik streichen).

2. **Legen Sie den Focus auf basenreiche Kost (Kartoffeln, Gemüse, Obst)**, da säurebildende Kost (Fleisch, Fisch) die Stoffwechsellage zusätzlich belastet.

Auch eine Unterfunktion der Schilddrüse kann Haarprobleme verursachen.
Eine Über- oder Unterfunktion der Schilddrüse lässt sich in speziellen Tests im Blut nachweisen.

4.2.2. Stress und andere psychische Belastungen

Bei vielen Menschen setzt der Haarausfall zeitversetzt nach Liebeskummer, Stress im Job oder Tod eines geliebten Menschen ein, quasi um drei Monate zeitversetzt nach Erlebnissen, die seelisch ihre Spuren hinterlassen. Wie sehr dieses Erlebnis dem Betroffenen zugesetzt hat, wird von Familie und Freunden oft unterschätzt – sie bringen ihm nicht immer die Aufmerksamkeit entgegen, die dieser Mensch bräuchte, um sein seelisches Gleichgewicht wiederzuerlangen.

Der Stress kann aber auch durch längere schwelende Konflikte entstehen als durch ein einzelnes Schock-Erlebnis, wie z. B. Angst um den Arbeitsplatz, Burn-out-Syndrom, steigender Konkurrenzkampf oder Leistungsdruck am Arbeitsplatz. Die Betroffenen haben oft Schwierigkeiten, Emotionen auszudrücken oder leiden unter extremen Verlustängsten. Der langsam ansteigende Kummer wird lange Zeit unterdrückt. Oft ist den Betroffenen die Ursache ihres Stresses gar nicht so bewusst, so dass sie auch nicht darüber sprechen. Es wird dann oft nur eine gewisse Unzufriedenheit oder Frust empfunden. Hier muss man dem Konflikt auf den Grund gehen, um die Auswirkung Haarausfall wirksam zu bekämpfen.

Was passiert in unserem Körper bei Stress? Bei Stress attackiert unser Körper die großen Eiweißdepots in unseren Muskeln, um daraus die Stresshormone Cortisol, Adrenalin und Noradrenalin bilden zu können. Cortisol trägt nicht nur dazu bei, dass Knochen, Muskeln und Haut abgebaut werden, es fördert auch Haarausfall. Jedes Haarfollikel ist von Nervenfasern umgeben, die Botenstoffe enthalten. Durch Stress kommt es zu einer höheren Konzentration dieser Botenstoffe und dadurch zu einer höheren Anzahl der Nervenfasern. Das Haarfollikel reagiert darauf mit einer Entzündung und stoppt das Wachstum des Haares deutlich früher. Es kommt zu diffusem Haarausfall. Das Hormon Serotonin, auch als Glückshormon bekannt, baut die freigesetzten Stresshormone wieder ab. Steht zu wenig Serotonin zur Verfügung, kann der Abbau der Stresshormone nicht erfolgen. Die Aminosäure Tryptophan trägt dazu bei, dass der Serotonin-Spiegel wieder steigt. Tryptophan ist unter anderem in Bananen stark vertreten.

Haben Sie im Stress Haare gelassen, ist die Schlacht noch nicht verloren, die Haare können wieder nachwachsen – das bedeutet aber, dass Sie zunächst Ihr Augenmerk auf Ihr psychisches Gleichgewicht richten müssen, um weitere Stressreaktionen Ihres Körpers zu vermeiden.

Wenn Sie im Stress Ihre Haare lassen:

Achten Sie auf eine ***magnesiumreiche Kost***. Magnesium wirkt nicht nur krampf- und spannungslösend, es ist auch unentbehrlich für die Energieversorgung zur Bildung von Haarkeratin und wichtig für den Aufbau des Haarkeratins.

Essen Sie ***pro Tag eine Banane***. Sie enthält neben Magnesium auch Tryptophan, der Schutzengel Ihrer Haare bei Stress.

Sorgen Sie für ***eiweißreiche Kost***, um das Eiweiß zu ersetzen, welches der Körper im Stress verbraucht hat. Zudem ist Eiweiß unentbehrlich für Ihr Haarwachstum.

Ein leckeres Mittagessen bestehend aus Makrele, Erbsen und Kartoffeln erfüllt eine ganz wichtige Doppelfunktion: Neben dem oben erwähnten unentbehrlichen Magnesium liefert es hochwertiges Eiweiß für die Haarproduktion und füllt nach Stress die Eiweiß-Depots wieder auf.

Stress kann eine Kettenreaktion verursachen:

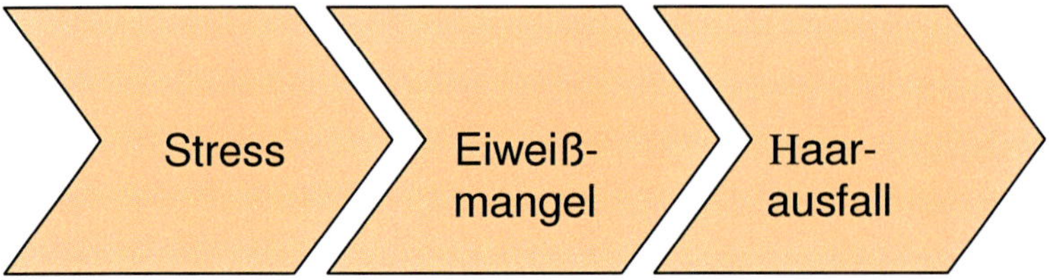

Diese Kette können Sie sprengen, indem Sie bevorzugt Lebensmittel auf Ihren Speiseplan setzen, die hochwertiges Eiweiß und zusätzlich viel Magnesium enthalten. Diese Lebensmittel fungieren dann als „Doppeldecker". Sie wirken einerseits dem Stress entgegen und andererseits stärken sie Ihre Haarfabrik:

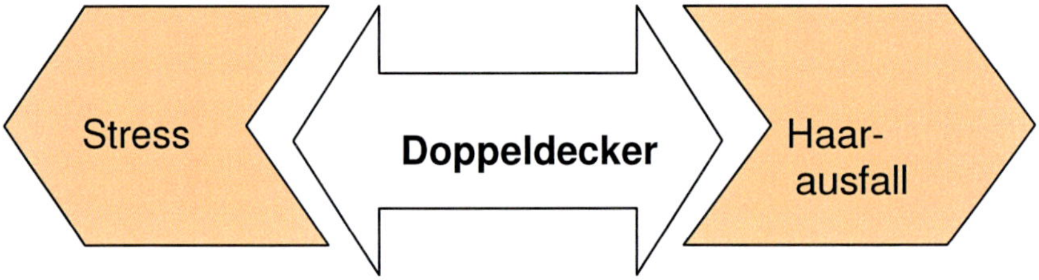

Die fünf effektivsten Doppeldecker bei stressbedingtem Haarausfall sind:

- Makrele
- Krabben
- Erbsen
- Linsen
- Sojabohnen

Da diese Doppeldecker aber säurebildend sind, sollten Sie diese Lebensmittel in jedem Fall mit einem basischen Lebensmittel, am besten Kartoffeln, kombinieren!
Aber dazu später mehr.

4.2.3. Operationen unter Vollnarkose

Durch die Vollnarkose verbraucht der Stoffwechsel wesentlich mehr Proteine als normal wäre. Dadurch wird die Wachstumsphase vieler Haarfollikel empfindlich gestört. Die betroffenen Haarfollikel treten dann alle auf einen Schlag in die Ruhephase ein. Da sich die Ruhephase über ca. 3 Monate hinzieht, kommt es dann zu einem zeitlich versetzten Haarausfall von 3 Monaten nach der Operation. Aber keine Panik, alle ausgefallenen Haare wachsen schnell wieder nach, denn die Haarfollikel gehen gleich darauf wieder in die Wachstumsphase über.

4.2.4. Nach Schwangerschaften – meist nur von kurzer Dauer!

Viele Frauen stellen ein bis drei Monate nach der Entbindung fest, dass sie vermehrt Haare verlieren. In den meisten Fällen hört der Haarausfall nach einigen Wochen von alleine wieder auf. Während der Schwangerschaft befinden sich deutlich mehr Haare in der Anagenphase. Der Übergang aus der Wachstums- in die Ruhephase wurde gehemmt – bedingt durch die hormonelle Umstellung in der Schwangerschaft. Nach der Schwangerschaft treten diese „zurückgehaltenen" Haare vermehrt in die Telogenphase ein. Es kommt zu einem verstärkten Haarverlust der „überschüssigen" Haare. Einige Frauen stellen aber betrübt fest, dass durch die hormonellen Schwankungen während und nach der Schwangerschaft, die Haare deutlich dünner geworden sind und nicht mehr so recht nachwachsen wollen.

4.2.5. Nach Einnahmebeginn der Antibaby-Pille – meist harmlos

Fängt eine Frau an, eine neue Pille einzunehmen, führt sie ihrem Körper Gestagene zu. Bedingt durch diese hormonelle Umstellung treten verfrüht wachsende Haare in die Ruhephase ein. Es kommt zu Haarausfall, der aber nach einigen Monaten von alleine wieder aufhört. Sollte dies nicht der Fall sein, sprechen Sie Ihren Gynäkologen auf dieses Problem an, eventuell ist ein anderes Präparat für Sie besser geeignet.

4.2.6. Nach Absetzen der Antibaby-Pille

Fallen die in den letzten Jahren zugeführten Hormone plötzlich weg, gerät der gesamte Hormonhaushalt erst einmal ganz schön durcheinander. Es können vermehrt Haare ausfallen. Der Zustand normalisiert sich aber nach einigen Monaten wieder von selbst.

4.2.7. Vergiftungen – Amalgam steht unter Verdacht!

Haarzellen sind sehr aktiv und stellen sich leider gern als Giftspeicher zur Verfügung.
Amalgam steht hier nach wie vor ganz oben auf der Verdachtsliste, auch wenn der eindeutige wissenschaftliche Nachweis hier fehlt. Man weiß mittlerweile, dass Amalgamfüllungen zu chronischer Erschöpfung, Angstzuständen und depressiven Verstimmungen führen können. Menschen, die Amalgamfüllungen nicht vertragen, haben oftmals einen metallähnlichen Geschmack im Mund. Amalgam wird in Zahnarztpraxen heute nicht mehr verwendet, viele Zahnärzte machen auch auf die schädliche Wirkung von Amalgam aufmerksam, aber viele Menschen nehmen diese Hinweise nicht ernst und laufen weiter mit uralten Zahnfüllungen herum, weil sie einer

Zahnbehandlung lieber aus dem Weg gehen. Auch Haarausfall kann das Symptom einer Amalgamvergiftung sein. Sollten wir Sie jetzt wachgerüttelt haben, sprechen Sie mit Ihrem Zahnarzt darüber, ob er die alte Füllung austauschen kann.

Wenn Sie eine Vergiftung durch Schwermetalle vermuten:

Selen ist in der Lage, schädliche Schwermetalle wie Blei und Quecksilber zu binden. Lebensmittel, die reich an ***Vitamin A, C und E*** sind, verbessern die Bioverfügbarkeit von Selen! Berücksichtigen Sie diese Tatsachen bei Ihrer Speisewahl. Selen befindet sich u. a. in ***Fisch, Sojabohnen*** und ***Reis***.

4.2.8. Chemotherapie – attackiert nicht nur die Krebszellen

Während einer Chemotherapie werden Zytostatika eingesetzt: Diese Medikamente hemmen die Zellteilung und das Zellwachstum. Zellteilung bedeutet, dass aus einer Zelle zwei neue komplett identische Zellen gebildet werden. Krebszellen teilen sich rasant schnell, aber leider völlig unkontrolliert. Hier setzen die Zytostatika an: Sie blockieren die Zellteilung und somit das Wachstum des Tumors. Auf diese Weise rückt die Medizin dem Krebs zu Leibe. Leider sind von dieser Blockade der Zellteilung nicht nur die Krebszellen betroffen, sondern auch gesunde Zellen. Haarzellen reagieren auf diese Störung besonders empfindlich. Sie teilen sich – ähnlich wie Krebszellen – sehr häufig und schnell. Sie werden von den Zytostatika genauso angegriffen wie die Krebszellen. Die

Anagenphase der Haare wird abrupt abgebrochen, massiver Haarausfall setzt ein. Für die Betroffenen ist dies besonders schlimm, da nun die Krankheit Krebs auch äußerlich sichtbar wird. Werden die Zytostatika wieder abgesetzt, wachsen die Haare aber in der Regel sofort nach.

4.2.9. Wechseljahre – haben es oft auf die Haare abgesehen!

Viele Frauen klagen in den Wechseljahren über Haarausfall. Typisch ist auch hier der gelichtete vordere Bereich, wobei der Haarkranz dichter bleibt als der Oberkopf. Der Grund dafür sind hormonelle Veränderungen im weiblichen Körper. Die Funktion der Eierstöcke lässt mehr und mehr nach, was starke Auswirkungen auf den Hormonspiegel mit sich bringt. Vor allem das Hormon Östrogen ist hiervon betroffen. Östrogen spielt nicht nur die Hauptrolle bei der Ausbildung der Geschlechtsmerkmale, es beeinflusst auch das Haarwachstum der Frau. Ein niedrigerer Östrogenspiegel hat zur Folge, dass die Wachstumsphasen der Haare kürzer werden. Hinzu kommt, dass der Testosteronspiegel bei Frauen über 50 ansteigt.

Die Vitamine B2, B5, Folsäure und B12 beeinflussen die Hormonproduktion der Nebennieren auf positive Weise. Des Weiteren sind Vitamin C und Zink fleißige Helfer beim Bau der Hormone. Vitamin E wiederum sorgt dafür, dass das Sexualhormon Progesteron nicht so schnell abgebaut wird.

Sollte Ihr Haarausfall durch die Wechseljahre bedingt sein, sind folgende Lebensmittel von unseren magischen 38 besonders wichtig:

Sojabohnen, Erbsen, Grünkohl, Spinat, Blumenkohl, Broccoli, Paprika, Avocado, Orange, schwarze Johannisbeeren, Sonnenblumenkerne.

Ihre Biostoffe sorgen nicht nur für gesunden Haarwuchs, sie wirken auch den Hormonschwankungen der Wechseljahre positiv entgegen. Somit fungieren sie als wertvolle „Doppeldecker".

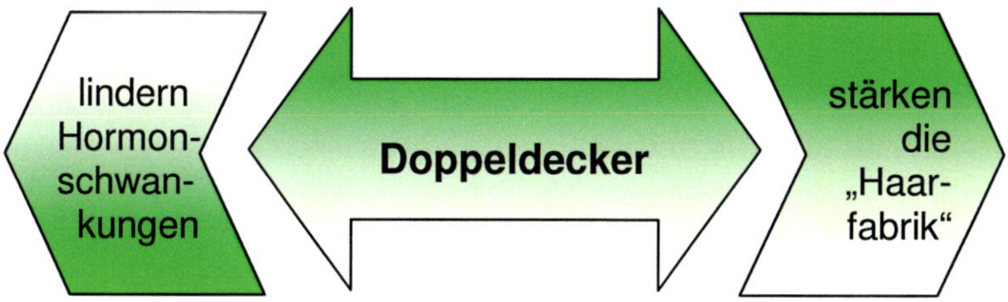

4.2.10. Mangel an wichtigen Biostoffen

Unsere Haarfollikel gehören mit zu den teilungsaktivsten Zellen des Körpers. Hierfür ist ein hoher Stoffwechselumsatz erforderlich, der viele verschiedene Nährstoffe benötigt. In den folgenden Kapiteln werden wir hier genauer drauf eingehen. Z. B. kann eine unzureichende Versorgung mit Vitamin B6 Haarausfall zur Folge haben: Der Körper kann nun die Eiweiße aus der Nahrung nicht korrekt umbauen.

Warum Mineralstoffe so wichtig sind:

Mineralstoffe lassen unsere Gesundheit und Schönheit aufleben. Das können sie aber nur, solange unsere Mineralstoffdepots der Haut, Haare, Nägel und Knochen ausreichend gefüllt sind. Täglich muss unser Körper jedoch Mineralstoffe aus den Depots abzapfen, um Säuren und Gifte unschädlich zu machen. Nur wer für einen vollen Mineralstoffspeicher durch gesunde Nahrung sorgt, garantiert damit, dass seinem Haarboden neben allen lebensnotwendigen Stoffwechselprozessen noch genügend Mineralien für schönes volles Haar zur Verfügung stehen.

a) Zinkmangel

Zink ist entscheidend am Aufbau der Haare beteiligt. Die genauen Funktionen werden in den nächsten Kapiteln noch deutlich. Wer sich einigermaßen gesund ernährt, schafft es in der Regel locker, seinen Bedarf an Zink zu decken, denn Zink ist in vielen Nahrungsmitteln enthalten. Der größte Feind von Zink ist Phytinsäure, die in bestimmten Nahrungsmitteln wie Mais, Erdnüssen oder Sojaprodukten vorkommt. Zink wird im Dünn- und Dickdarm aufgenommen. Ist in der Nahrung Phytinsäure enthalten, bindet diese das Zink, so dass die Aufnahme über den Darm erschwert wird. Sollten Sie unter Zinkmangel leiden, sollten Sie Mais, Erdnüsse und Sojaprodukte meiden. Alle anderen nicht von Zinkmangel betroffenen Leser können diese Lebensmittel bedenkenlos genießen.

Die ganz eifrigen Leser unter Ihnen, die schon mal auf die Tabelle der magischen 38 Lebensmittel geschielt haben, werden jetzt empört aufschreien: „Aber wieso werden denn Sojabohnen in diesem Buch so in den Himmel gelobt?“

Sojabohnen decken fast alle Biostoffe ab, die für gesunden Haarwuchs wichtig sind. Um den negativen Effekt der Phytinsäure zu neutralisieren, müssen Sojabohnen immer mit anderen mineralstoffhaltigen Lebensmitteln kombiniert werden.

Auch blutdrucksenkende Medikamente gehen ungünstige Zinkkomplexe ein und können dadurch zu Zinkmangel führen. Zinkmangel treffen wir auch bei extremen Diätfehlern, regelmäßigem Alkoholkonsum, chronischen Magen-Darm-Erkrankungen mit Durchfall an sowie bei Nierenerkrankungen, denen eine verminderte Aufnahme oder eine erhöhte Ausscheidung von Zink zugrunde liegen. Zinkmangel kann diffusen Haarausfall auslösen, oft in Verbindung mit entzündlichen Hautveränderungen wie Rötungen im Gesicht, entzündeten rötlichen Stellen an Händen und Körperöffnungen oder schmerzhaften Entzündungen des Nagelbetts.

Sollte Zinkmangel die Ursache für Ihren Haarausfall sein, bauen Sie in Ihren Speiseplan vor allem Haferflocken, Emmentaler Käse, Erbsen, Linsen und Sonnenblumenkerne ein. Diese sind nicht nur zuverlässige Zink-Lieferanten, sie enthalten auch weitere wichtige Biostoffe, die Ihrem müden Haarwuchs wieder auf die Sprünge helfen!

b) Eisenmangel – oftmals erst später nachweisbar!

Eisen ist Bestandteil des Blutfarbstoffs Hämoglobin und unentbehrlich für den Transport von Sauerstoff zu den Körperzellen. Ist nicht genügend Eisen im Körper, können die haarbildenden Zellen nicht ausreichend mit Sauerstoff versorgt werden.

Zu einer ungenügenden Eisen-Zufuhr kommt es z. B. bei radikalen Diäten oder ausschließlicher Fastfood-Ernährung. Zu hohen Eisenverlusten kommt es unter anderem auch bei sehr starker Monatsblutung. Schwangere Frauen haben einen dreimal höheren Eisenbedarf. Ebenso kommt es bei häufigen Durchfällen und Darmblutungen zu Eisenmangel. Führen wir unserem Körper nicht die nötigen Eisenmengen zu, so kann er erst einmal auf eigene Speicherbestände zurückgreifen. Unser Körper ist so schlau, dass er in diesem Fall die „eiserne Reserve" vorrangig lebensnotwendigen Stoffwechselvorgängen zur Verfügung stellt. Haarwuchs ist für unser Überleben nicht wichtig, also muss der Haarboden nun zurückstecken! ***Haarausfall kann also schon auftreten, bevor überhaupt eine Anämie im Blut nachgewiesen wird!*** Wird der Eisenmangel nicht behoben, fühlen sich die Betroffenen kurz darauf oft extrem erschöpft, müde, gereizt und abgespannt.

Sollte Ihr Haarausfall durch Eisenmangel entstanden sein, orientieren Sie sich innerhalb unserer magischen 38 Lebensmittel vor allem an den Eisenlieferanten und nehmen Sie vor dem Essen Vitamin-C-haltige Getränke zu sich: ***Vitamin C verbessert die Aufnahme von Eisen!***

Das in pflanzlichen Lebensmitteln enthaltene Eisen wird vom Körper schlechter verwertet als das in tierischen Nahrungsmitteln. Denn leider enthalten die pflanzlichen Lebensmittel, die eigentlich sehr eisenreich sind, Phytate, Oxalsäure oder Gerbstoffe, die die Eisenaufnahme stark vermindern.

Um schwarzen Tee, Kaffee, Cola, Kakao und Rotwein sollten Sie bei Eisenmangel einen großen Bogen machen. Diese Getränke enthalten die Gerbsäure Tannin, die mit Eisen schwer lösliche Komplexe bildet. Aus der Liste der magischen 38 Lebensmittel sollten Sie in diesem Fall den Spinat streichen: Er enthält Oxalsäure und verschlechtert somit die Eisenaufnahme. Achten Sie bei eisenhaltigen Hauptmahlzeiten darauf, dass sie nicht gleichzeitig zuviel Calcium enthalten, da auch Calcium die Eisenaufnahme blockiert.

Im Kapitel „Die wichtigsten 17 Biostoffe für gesundes Haar“ erfahren Sie, welche Lebensmittel besonders gute Eisen-Quellen sind. Bei Eisenmangel sollten Sie Fleisch nicht ganz vom Speiseplan streichen, sondern mit basischen und Vitamin-C-haltigen Lebensmitteln kombinieren! Vegetarier sollten darauf achten, dass sie ausreichend Eisen über pflanzliche Produkte zu sich nehmen.

c) Eiweiß-Mangel – wenn andere wichtige Biostoffe in der Nahrung fehlen!

Zu 97 % besteht unser Haar aus Keratin – einem schwefelhaltigen Eiweißstoff (Protein). ***Eiweißmangel*** hat zur Folge, dass unser Haar dünn und brüchig wird. Eiweißmangel entsteht nicht nur bei Stress, sondern auch durch Drogen- und Alkoholmissbrauch sowie durch unkontrollierte Crash-Diäten. Wird dem Körper nicht genügend Eiweiß zugeführt, benötigt er die spärlich vorhandenen Proteine als Brennstoff für Stoffwechselprozesse und vernachlässigt den Aufbau von Gewebe und Plasma-Eiweißen. Die Keratinbildung funktioniert dann nicht mehr richtig.

„Betrifft mich nicht!" hörte ich Sie sagen? Eiweißmangel tritt aber auch auf, wenn Sie sich falsch ernähren – selbst wenn Sie dabei eiweißreiche Kost verzehren. Wenn andere wichtige Biostoffe fehlen, kann unser Körper keine eiweißspaltenden Enzyme produzieren. Und die Zellen warten dann vergeblich auf die dringend benötigten Aminosäuren. Ein unzureichend gespaltenes Eiweiß gelangt nicht ins Blut, schlimmer noch – es verbleibt unverdaut im Darm, belastet unsere Verdauung und kann vom Körper nicht mehr verwertet werden.

Neben Eiweiß-Zufuhr genauso wichtig: ***Vitamin B6, Zink, Kupfer, Biotin, Pepsine und Zitronensäuren***, um das Eiweiß richtig verwerten zu können!

4.2.11. Medikamente

Es gibt viele Medikamentengruppen, die Haarausfall verursachen können:

a) Zytostatika hemmen die Zellteilung (siehe Kapitel 4.2.8 Chemotherapie)
b) Blutverdünner wie Heparin und Kumarine beeinträchtigen den Blutfluss zu den Haarwurzeln
c) Cholesterinsenker hemmen die Cholesterinsynthese
d) ACE-Hemmer / Blutdrucksenker bilden ungünstige Komplexe mit Zink
e) Thyreostatika zur Regulierung der Schilddrüse beeinflussen wichtige Stoffwechselprozesse der Schilddrüse
f) Androgene, Anabolika verstärken die Wirkung der männlichen Geschlechtshormone

Weitere Medikamente stehen unter Verdacht, Haarausfall auszulösen, wobei man die genauen Gründe noch nicht kennt:

g) Betablocker zur Blutdrucksenkung
h) Antibiotika
i) Psychopharmaka
j) Antiepileptika
k) Nichtsteroidale Antirheumatika

Auch hier ist wieder entscheidend, wie empfindlich die Haarfabrik des einzelnen Menschen auf die Medikamente reagiert. Ist bei dem einen die Toleranzschwelle sehr hoch, kann er über Jahre die o. g. Medikamente einnehmen, ohne jemals über Haarausfall zu klagen. Eine andere Person mit niedriger Toleranzschwelle nimmt vielleicht nur für kurze Zeit eines der o. g. Medikamente ein und wird drei Monate später mit Haarausfall gestraft. Denken Sie immer daran, der Mensch wird immer ein Individuum bleiben, nicht alles trifft auf jeden zu. Hegen Sie den Verdacht, ein Medikament könnte die Ursache Ihres Haarausfalls sein, sprechen Sie Ihren Hausarzt an.

4.2.12. Kopfhauterkrankungen – oftmals Schuppenflechte

Leider nehmen Hauterkrankungen wie Schuppenflechte und Ekzeme in der heutigen Zeit mehr und mehr zu.

Schuppenflechte kann diffusen Haarausfall auslösen. Bleibt es bei einer lokalen Entzündung ohne Zerstörung von Gewebe und ohne Narbenbildung, können hier später wieder Haare nachwachsen. Wichtig ist also hier die Behandlung der Grunderkrankung, um die Hauterscheinungen zum Abheilen zu bringen.

Schuppenflechte greift häufig auf die Kopfhaut über und kann dann Haarausfall auslösen. Hier attackieren T-Lymphozyten die oberen Hautschichten. Sie sind eigentlich in unserem Körper verantwortlich für die Abwehr von Krankheitserregern.
Wie bei einer Fehlprogrammierung bekämpfen sie eigenes Körpergewebe. Es kommt zu übermäßiger Schuppenbildung der Haut mit roten Flecken. Entstehen diese Flecken auch auf der Kopfhaut, wirken sie sich ungünstig auf den Haarwuchs aus.
Im Bereich der roten Flecken wachsen die Haare weniger dicht als an anderen Stellen oder sind brüchiger. Typisch ist, dass sich die Haare mit den Schuppen zusammen ablösen. Bei leichten Fällen der Schuppenflechte können hier nach Abheilen der Hauterscheinungen wieder neue Haare nachwachsen. Bei extremen Formen der Schuppenflechte kann aber das Gewebe soweit geschädigt sein, dass sich kein weiterer Haarwuchs an diesen Stellen mehr einstellt.

Wie sollte nun Ihre Ernährung bei Schuppenflechte aussehen? Zunächst einmal sollten Sie Alkohol komplett meiden. Er kann dafür sorgen, dass sich die Schuppenflechte besonders hartnäckig hält.

Ebenso können nichtsteroidale Antirheumatika und ß-Blocker eine Schuppenflechte begünstigen. Sollten Sie auf diese Medikamente angewiesen sein, bitte Rücksprache mit Ihrem Hausarzt halten!

Bei Schuppenflechte haben ***Omega-3-Fettsäuren*** eine positive Wirkung auf den Heilungsverlauf. Aus unserer Liste der magischen 38 Lebensmittel sollten Sie ***Hering und Makrele*** zu Ihren neuen Lieblingsspeisen deklarieren, sie enthalten besonders viele dieser wertvollen Fettsäuren.

Man erklärt sich den günstigen Effekt der Omega-3-Fettsäuren vor allem dadurch, dass sie Gegenspieler der Arachidonsäure sind. Letztere beschleunigt die Entstehung von Entzündungen. Neben einer vermehrten Zufuhr an Omega-3-Fettsäuren sollten Sie gleichzeitig Lebensmittel vermeiden, die Arachidonsäure enthalten, wie Wurst, fettreiche Fleischsorten, Sahne und Butter. Leider müssen Sie ebenso die Eier von unserer Liste der magischen 38 Lebensmittel streichen!

4.3. Alopecia areata – kreisrunder Haarausfall

Kreisrunder Haarausfall tritt bei Männern und Frauen gleichermaßen auf und betrifft alle Altersgruppen. Hier attackieren T-Lymphozyten ein Antigen des Haarfollikels. Sie sind eigentlich in unserem Körper verantwortlich für die Abwehr von Krankheitserregern. Wie bei einer Fehlprogrammierung bekämpfen sie eigenes Körpergewebe.

So eine Reaktion wird Autoimmunkrankheit genannt. Im unteren Bereich des Haarfollikels kommt es nun zu einer Entzündung, die die Zellteilung in den Matrixzellen blockiert. Die Haare fallen dabei sehr plötzlich aus. Es kommt sehr schnell zu kleineren kreisrunden haarlosen

Arealen im Kopfhautbereich. Die Kopfhaut ist dabei auffällig. Die kleinen Bereiche werden oftmals größer. Es bilden sich teilweise mehrere haarlosen Stellen, die zu einer großen Fläche „zusammenfließen“ können.
In dramatischen Fällen verliert der Betroffene das gesamte Kopfhaar sowie eventuell auch Wimpern, Augenbrauen und Schamhaare.

In vielen Fällen, wo nur kleinere haarlose Areale bestehen, wachsen die Haare wieder nach. Zuerst kommt es zu neuem Haarwuchs genau in der Mitte der haarlosen Kreise, später wächst der komplette haarlose Bereich wieder nach. Leider besteht beim kreisrunden Haarausfall die Gefahr des Rückfalls.

Auffallend ist, dass kreisrunder Haarausfall oft nach starken psychischen Belastungen auftritt, die mit Schock oder Trauer einhergehen. Dies kann der Tod eines Familienangehörigen sein, massiver Liebeskummer oder Mobbing am Arbeitsplatz. Hier ist ganz wichtig, dass zuerst das psychische Gleichgewicht wieder hergestellt werden muss, um den Körper zu heilen. Erst wenn Körper und Seele wieder im Einklang sind, werden die Haare nachwachsen. Auch beim kreisrunden Haarausfall kommen – wie beim diffusen Haarausfall – Auslöser wie Amalgam oder Medikamente in Betracht.

Kreisrunder Haarausfall wird nicht durch falsche Ernährung ausgelöst. ***Basische Kost unterstützt den Körper aber im Selbstheilungsprozess.***

5. Wie sich Haarausfall auf unsere Psyche auswirken kann

Inwiefern das Haarproblem das psychische Wohlbefinden beeinträchtigt, ist sehr unterschiedlich und hängt stark mit dem eigenen Selbstwertgefühl zusammen.
Aus Hochglanzmagazinen und Werbespots springen uns ausnahmslos wahre Schönheiten entgegen, gertenschlank, mit makellosem Teint und glänzender Löwenmähne. Fangen wir an, uns mit diesen Schönheitsidealen zu vergleichen, überkommt uns der pure Frust: Wir haben ein paar Pfunde zuviel auf den Hüften, eine ausgeprägte Zornesfalte auf der Stirn und von den Haaren reden wir erst besser gar nicht – kurzum wir fühlen uns minderwertig!

Haarausfall kann sensible Menschen aus dem seelischen Gleichgewicht bringen. Ohne, dass sie es sich selbst eingestehen, meiden sie mehr und mehr ihr soziales Umfeld und drücken sich vor Treffen mit Freunden, dem abendlichen Kneipenbummel mit Kollegen oder dem Kaffeetrinken mit der Verwandtschaft. Sie fühlen sich in ihrem Körper nicht mehr wohl und bleiben lieber alleine. Die Lebensqualität leidet bald erheblich darunter. Das kann soweit führen, dass der Focus nur auf das Thema Haarausfall gesetzt wird – und das Tag für Tag mehr.

Gerade bei jüngeren Frauen ist Haarausfall immer noch ein absolutes Tabu-Thema. Diabetes oder Herzrhythmusstörungen sind zwar schlimmer, innere Krankheiten sind aber für unser Umfeld nicht sofort sichtbar. Haarverlust jedoch lässt sich nur schwer kaschieren. Die Betroffenen fühlen sich entblößt, das Haarproblem ist für jedermann ohne weiteres sichtbar, so reden wir es uns zumindest ein. Unsere Schönheit hat eine derben Kratzer abbekommen, so fühlt es sich an.

Menschen, die schon vor dem Haarverlust ein geringes Selbstwertgefühl hatten, empfinden den Haarausfall als größere Belastung als andere Menschen, die ein gesundes Selbstwertgefühl mitbringen. Je weniger wir das Haarproblem akzeptieren, je mehr wir uns um unsere Schönheit betrogen fühlen, um so größer die Gefahr, dass wir – psychosomatisch bedingt – wirklich krank werden.

Die Auswirkung des Haarproblems auf die Psyche lässt sich in fünf Stufen einteilen:

Stufe 1
Ihr Haarproblem ist Ihnen bewusst, gern würden Sie den Haarausfall stoppen. Es befällt Sie ein leichter Anflug von Wehmut beim Blick in den Spiegel, aber schließlich gibt es Wichtigeres im Leben.

Stufe 2
Ihr Haarausfall wird allmählich zum Thema und gewinnt an Priorität. Vielleicht gehen Sie zum Arzt oder probieren das eine oder andere Haarwuchsmittel aus. Sie sind unglücklich über die Situation, aber noch weit davon entfernt, zum Sklaven Ihres Haarproblems zu werden.

Stufe 3
Allmählich legen Sie ein Vermeidungsverhalten an den Tag, welches immer extremere Formen annehmen kann, z. B. vermeiden Sie den Blick in den Spiegel bei voller Beleuchtung. Oder Sie vermeiden das regelmäßige Haarewaschen aus Angst, beim Waschen noch mehr Haare zu verlieren. Dadurch werden nun Haarspray-Reste und Talg nicht mehr ausreichend entfernt, die Poren der Kopfhaut verstopfen, Juckreiz entsteht, die Haare verfilzen, kurzum das Problem verstärkt sich noch – ein Teufelskreis

beginnt. Es kommt zu regelrechten Panik-Attacken, wenn Sie mehr Haare als sonst in der Bürste oder im Abfluss der Dusche vorfinden. Die ausgefallenen Haare werden akribisch gezählt.

Stufe 4
Oftmals entspricht die eigene Wahrnehmung nicht mehr der Realität. Wo Sie selbst ein gravierendes Haarproblem sehen, fällt dem Umfeld allenfalls eine leichte Veränderung auf. Normaler bis leichter Haarausfall werden als dramatisch eingestuft, es kommt zu völlig übertriebenen Reaktionen, unter denen das Umfeld (Partner, Freunde, Arbeitskollegen) extrem zu leiden hat. Sie steigern sich in das Problem immer weiter hinein. Sie fühlen sich ernsthaft entstellt und mit Ihren Ängsten absolut allein gelassen.

Stufe 5
Schleichend beginnt der Rückzug aus der Gesellschaft. Allmählich vermeiden Sie private wie auch berufliche Termine, weil Sie sich mit dem eigenen Erscheinungsbild nicht mehr wohl fühlen und sich dadurch selbst ausgrenzen. Jetzt bleibt auch die Spontaneität auf der Strecke, weil für das tägliche Haarstyling mehr Zeit verwendet wird als früher. Spontan das Haus zu verlassen, das ist für Sie nicht mehr ohne weiteres möglich. Die Focussierung auf das Haarproblem hat oberste Priorität, alles andere rückt in den Hintergrund. Lebensqualität und Lebensfreude leiden erheblich. Es gibt nur noch ein Thema – Ihren Haarausfall.

Sollten Sie sich in Stufe 4 oder 5 wiedererkennen, sollten Sie – neben einer Umstellung Ihrer Ernährung – zuerst mit einer Person, die Ihr absolutes Vertrauen hat, über Ihre Verzweiflung sprechen oder auch psychologische Hilfe in

Anspruch nehmen. Nur wenn Sie innerlich zur Ruhe kommen, kann Ihre „Haarfabrik“ gesund werden.

Erst einmal loslassen:

Jedes Drama beginnt im Kopf. Je mehr wir uns auf den Haarverlust konzentrieren, um so schlimmer wird er. Nur wer innerlich ausgeglichen ist, schafft die Basis für neuen Haarwuchs.

Die Devise heißt also: Das Haarproblem mental loslassen, um es erfolgreich anpacken zu können!

Sie seufzen jetzt sicher, das sei leichter gesagt als getan. Der Scheitel ist schon breiter als die Elbe und da soll man noch gelassen bleiben? Vielleicht verschafft es Ihnen schon Erleichterung, dass Sie mit diesem Buch ein tolles Werkzeug in den Händen halten, um mit der richtigen Ernährung Ihrem Haarproblem den Kampf anzusagen. Sie dürfen zuversichtlich sein, dass die folgenden Kapitel zur Problemlösung beitragen werden!

6. Haarausfall und Ernährung

In den vorigen Kapiteln haben Sie schon einiges über die möglichen Ursachen Ihres Haarausfalls gelernt. Vielleicht schütteln einige von Ihnen jetzt verzweifelt den Kopf: Der Gang zum Arzt hat ergeben, dass Sie kerngesund sind – und trotzdem verabschieden sich die Haare, ohne dass Sie deutlich schlauer sind als vorher. Dann sollten Sie die Kapitel 6.2. bis 6.4. besonders aufmerksam lesen. Spätestens hier wird Ihnen ein Licht aufgehen.

Vorab sei gesagt, dass die Ernährungs-empfehlungen der magischen 38 Lebensmittel kein Diät-Plan sind! Das Fundament Ihrer Ernährung muss aus einer ausgewogenen Zusammensetzung aller wichtigen Nährstoffe, Vitamine und Mineralien bestehen.

Die hier aufgeführten Biostoffe sind ein herausgefilterter Auszug der Stoffe, die unerlässlich für gesunden Haarwuchs sind. Die magischen 38 Lebensmittel sollten ungefähr 1/3 Ihres Speiseplans ausmachen. Natürlich sind die hier erwähnten Lebensmittel auch wichtig für andere (viel wichtigere!) Körperfunktionen. Sie haben darüber hinaus noch weitere lebenswichtige Vitamine, die hier nicht mit aufgeführt sind. Es gibt natürlich auch andere sehr gesunde Lebensmittel, die hier nicht hervorgehoben werden (jeder Mensch weiß, wie viel Vitamin C z. B. Kiwis enthalten).

In diesem Buch jedoch wollen wir uns auf die Lebensmittel stürzen, die gleich ***mehrere*** wichtige Nährstoffe für gesundes Haar ***in hoher Dosis*** enthalten und die Ihnen helfen werden, Ihren Haarausfall zu stoppen und neue Haare sprießen zu lassen. Wie in einer echten Talent-Show haben wir für Sie die absoluten Überflieger unter allen Lebensmitteln herausgesiebt. Unsere magischen 38 Lebensmittel haben alle Konkurrenten mühelos in den Schatten gestellt. Sie sind an wichtigen Biostoffen für Ihr Haar nicht mehr zu toppen! Wichtig ist, dass Sie Ihre Ernährung dauerhaft auf eine ausgewogene Vollwertkost umstellen und täglich einige der magischen 38 Lebensmittel in Ihren Speiseplan einbauen.

Dabei sollten Sie beachten, dass Sie täglich alle 17 Biostoffe für gesundes Haar zu sich nehmen.

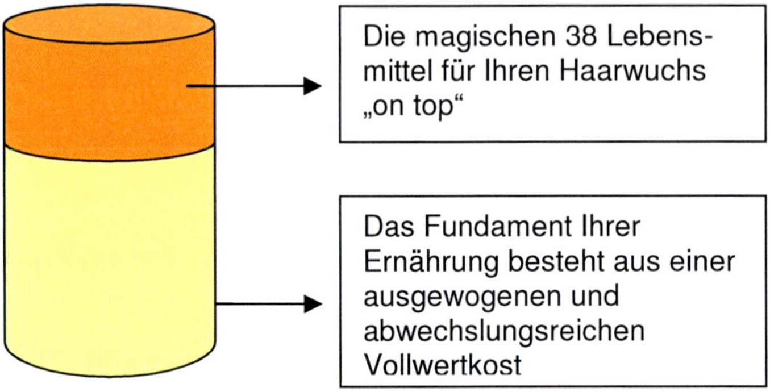

In diesem Mengenverhältnis sollten die magischen 38 Lebensmittel in Ihrem Leben Einzug halten.

Die Erfolgschancen bei einer Umstellung der Ernährung

Je schneller Sie auf das Haarproblem reagieren, um so besser sind die Chancen auf Erfolg. Sind die Haarfollikel noch nicht verkümmert und haben sich die Blutgefäße, die die Haarwurzeln mit Nährstoffen versorgen, noch nicht zurückgebildet, stehen Ihre Chancen sehr gut, die „Haarfabrik" wieder anzukurbeln. Anders sieht es aus, wenn die Haarwurzeln bereits völlig verkümmert sind. Tote erweckt man nicht mehr zum Leben! Nun wollen Sie wissen, wie lange es dauert, bis Haarwurzeln das Zeitliche segnen? Sie ahnen es schon: Auch das ist wieder von Mensch zu Mensch verschieden. Wie immer – wenn es um Haare geht – lässt sich keine allgemeingültige Prognose erstellen.

In meinem Fall liegt der diffuse Haarausfall nun über 20 Jahre zurück, so dass ich mir so viele Jahre später eigentlich keine großen Hoffnungen mehr auf neuen Haarwuchs machte. Erstaunt stellte ich sechs Monate später fest, dass immerhin vorne im Pony-Bereich neue Haare wuchsen, nachdem ich meine Ernährung umgestellt hatte. Zugegeben, ich lasse mir nach wie vor fremdes Haar in mein eigenes Resthaar einweben, denn im Scheitelbereich sind bei mir viele Haarwurzeln nach zwei Jahrzehnten leider schon mausetot. Schade, dass ich mich nicht schon als Zwanzigjährige mit Ernährung befasst hatte, ich hätte noch so viele Haare retten können!

Aber Sie können sich vorstellen, wenn selbst 20 Jahre später noch ein Teilerfolg in der eingerosteten „Haarfabrik“ erzielt werden konnte, wie gut die Chancen stehen, wenn der Haarausfall womöglich erst 2-5 Jahre zurück liegt. Es werden oft den Ursachen des Haarausfalls zugeordnet Prognosen für das Wachstum neuer Haare abgegeben. Wie gut die Chancen wirklich stehen, ist von Fall zu Fall aber komplett unterschiedlich – unabhängig von der festgestellten Ursache des Haarausfalls.

Also geben Sie doch Ihren Haarwurzeln bitte eine Chance – ungeachtet dessen, welche schulmedizinische Prognose in Ihrem Falle greift. Schöpfen Sie Hoffnung und werfen den Pessimismus über Bord. Nur bringen Sie etwas Geduld und Durchhaltevermögen mit.

Handeln Sie ***jetzt!*** Sorgen Sie ***jetzt*** für die nötigen Veränderungen und auch Ihre Haarsituation wird sich verändern. Auch wenn der Erfolg erst nach Wochen oder Monaten sichtbar wird, Sie leiten den Erfolg bereits ***jetzt*** in die Wege! Der erste Schritt ist schon getan – Sie haben dieses Buch gekauft und bis hierhin gelesen!

Je schneller Sie Ihre Ernährung umstellen, desto besser stehen Ihre Chancen – ganz unabhängig von der Ursache Ihres Haarausfalls!

Und damit der Zusammenhang zwischen Haarwuchs und Ernährung deutlich wird, werden wir im nächsten Kapitel unserer „Haarfabrik“ mal einen spontanen Besuch abstatten.

6.1. In welchen Abteilungen der „Haarfabrik“ arbeiten welche Nährstoffe und Vitamine?

Stellen wir uns die vielen einzelnen Haarfollikel einmal als eine Fabrik vor. Diese Fabrik ist auf die Zulieferung vieler Einzelteile sowie auf Stromversorgung und Arbeiter angewiesen, um das angestrebte Produkt fertigen zu können. Wie eine Fabrik sind die Haarmatrixzellen (die Produktionsstätte des Haares) auf eine gleichmäßige Zufuhr von Nährstoffen und Sauerstoff über die kapillären Blutgefässe der Papille angewiesen, um Haare fertigen zu können.

In unserer „Haarfabrik“ gibt es nun folgende Abteilungen und Arbeitsschritte:
Der Lieferservice, der dafür zuständig ist, dass die benötigten Einzelteile die Produktionsabteilung erreichen, kommt als erstes ins Spiel: Für die Blut- und Sauerstoffversorgung benötigt unsere „Haarfabrik“ Vitamin B6 (Pyridoxin), B12 (Zyanokobalamin), Folsäure, Vitamin C, Flavonoide und Eisen als Lieferboten. Sind die Lieferboten unzuverlässig, entsteht schon das erste Problem in unserer „Haarfabrik“. Was nützt es, wenn die erwarteten Einzelteile irgendwo zwischenlagern, aber nicht die Fabrik erreichen?

Unsere fleißigen Lieferboten beliefern nun die **Produktionsabteilung** mit Eiweiß in Form von schwefelhaltigen Aminosäuren (Cystein), Glutamin/Glutaminsäure, Vitamin B6, Zink, Magnesium, Kupfer und Selen. Die Produktionsabteilung wiederum sorgt nun dafür, dass aus den gelieferten Einzelteilen ein fertiges Produkt, unser Haar, entsteht. Für den Aufbau des fadenförmigen Strukturproteins Keratin benötigen die Matrixzellen eine permanente Zufuhr dieser Einzelteile, sonst kommt es zu Engpässen in der Produktion. Fehlt eines der Einzelteile, kann das Produkt nicht gefertigt werden oder es kommt zu Mängeln in der Produktion.

Benötigt wird auch ein **Stromanbieter** für die Energieversorgung der Produktionsstätte (Glukose- und Glutamin-Stoffwechsel): Diese Aufgabe erfüllen gemeinschaftlich Vitamin B6, Niacin, Vitamin D und Magnesium. Wenn unsere Stromanbieter streiken, kann die Fabrik nicht mit der Produktion beginnen.

Und natürlich braucht unsere Fabrik noch hochspezialisierte **Facharbeiter**, die die Einzelteile so zusammensetzen, wie die Produktionsanleitung es vorgibt. Vitamin B12, Folsäure und Vitamin D sind zuständig für das Zellwachstum, die Zellteilung und -differenzierung. Die Matrixzellen verfügen über eine sehr hohe Zellteilungsrate. Durch fortlaufende Verhornung bilden sie Schicht für Schicht den Haarschaft. Erscheinen unsere Facharbeiter nicht zum Dienst, nützen uns die gelieferten Einzelteile gar nichts, wer soll sich sonst darum kümmern?

Sie merken also, jeder einzelne Biostoff erfüllt eine wichtige Funktion in unserer „Haarfabrik" und ist unentbehrlich. Einige Biostoffe, wie z. B. Vitamin B6, erfüllen gleich mehrere Funktionen in unserer Fabrik. Fehlt nur ein einziger Biostoff, kommt es zu Störungen in unserer „Haarfabrik". Wie es passieren kann, dass nicht immer alle Vitamine und Mineralstoffe ausreichend verfügbar sind, das erklären Ihnen die Vitaminräuber im nächsten Kapitel.

6.2. Die 11 Vitaminräuber

Immer wieder wird uns vorgegaukelt, dass die Ernährung in den westlichen Industrienationen einen Vitaminmangel völlig unmöglich macht. Bei unserem reichhaltigen Nahrungsangebot sei eine Vitaminunterversorgung ausgeschlossen. Dabei gibt es diverse Faktoren, die uns Vitamine rauben oder unseren Bedarf an Vitaminen erhöhen. Wer vom stressigen Alltag überrollt wird und nur im Laufschritt durch den Supermarkt fegt, setzt oft auf einseitige Fertigprodukte, die sich in 2 Min. zubereiten lassen, ohne auch nur einen Gedanken an ausgewogene Kost zu verschwenden. Meist laden wir zeitgleich noch einen oder zwei weitere Vitaminräuber in unser Leben ein –

„Hereinspaziert, mein Haarboden braucht diese ganzen Vitamine nicht, bedient euch doch!“ – wodurch sich unser kleines Vitaminproblem noch drastisch verschärft.
Sie glauben uns nicht? Dann freuen Sie sich jetzt auf ein Tête à Tête mit den elf bekanntesten Vitaminräubern – und seien Sie nicht allzu erstaunt, wenn sich der eine oder andere als guter alter Bekannter entpuppt. Einige Vitaminräuber können wir nicht umgehen und müssen in diesem Fall darauf achten, dass wir entsprechend mehr Vitamine und Mineralstoffe zu uns nehmen. Andere Vitaminräuber können wir ohne weiteres ausschalten! Keiner hört es gerne, wenn über Jahre zelebrierte Gewohnheiten aufgegeben werden müssen. Aber es nützt nichts, wir müssen uns von einigen Vitaminräubern endlich verabschieden, um den Haarboden nicht weiterhin seiner dringend benötigten Nährstoffe zu berauben.

Vitaminräuber 1: trostloser Speiseplan mit Dosen- und Fertiggerichten

Ihr Speiseplan sah bislang sehr einseitig aus? Sie ernähren sich aus Zeitmangel hauptsächlich von Fastfood, Fertiggerichten und Dosengemüse? Fertiggerichte sind schon praktisch, oder? Packung auf, rein in den Topf oder die Mikrowelle. Während das Essen vor sich hinbruzzelt, können wir gepflegt anderen Tätigkeiten nachgehen. Leider haben Ravioli aus der Dose und Co. einen riesigen Haken: Sie verlieren unter der industriellen Verarbeitung fast alle wertvollen Biostoffe. Stattdessen warten sie mit künstlichen Aromastoffen, Farb- und Konservierungsstoffen auf. Die einzigartige Zusammenstellung von Vitaminen, Mineralstoffen und Spurenelementen in frischer Nahrung lässt sich kaum durch Vitaminpräparate ersetzen, was sich so mancher gerne einredet, um an seiner Ernährung nichts ändern zu müssen.

Wer mehrfach die Woche Fertiggerichte auf den Tisch bringt, darf sich nicht wundern, wenn der Körper nach und nach Mangelzustände entwickelt. Der Vitaminräuber „trostloser Speiseplan“ treibt am häufigsten sein Unwesen, ist aber auch am leichtesten zu verhaften. Die Ausrede „Keine Zeit zum Kochen“ gilt ab heute nicht mehr! Im Rezept-Teil dieses Buches finden Sie viele kleine Rezepte, die mit ganz wenig Aufwand umzusetzen sind und sich auch in einen stressigen Alltag ohne weiteres integrieren lassen.

Vitaminräuber 2: ein Baby stillen

Sie stillen Ihr Baby? Diesen Vitaminräuber akzeptieren wir gerne, schließlich geht es um das Wohl Ihres Kindes! Aber Achtung, jetzt haben Sie einen höheren Bedarf an Eiweiß, Eisen, Vitamin C, B6 und Folsäure als vorher. Wird dies nicht berücksichtigt, kann Haarausfall die Folge sein. Muttermilch enthält pro Liter ca. 12 g Eiweiß. Dieser zusätzliche Bedarf muss unbedingt gedeckt werden!

Vitaminräuber 3: Zigaretten

Sie rauchen regelmäßig? Raucher benötigen mehr Vitamin C als Nichtraucher. Zudem wird Vitamin C bei Rauchern auch schneller abgebaut. Eine Schachtel Zigaretten raubt dem Körper etwa 300 mg Vitamin C, ein Mehrfaches des Tagesbedarfs von 75 mg. Nikotin senkt außerdem die im Körper verfügbaren Mengen an Vitamin D, Folsäure und Vitamin B12. Außerdem behindert es die Umwandlung von Vitamin B6 in seine aktive Form. Wenn Sie rauchen, sollten Sie auch ausreichend Selen zu sich nehmen: Dieses Spurenelement ist nicht nur wichtig für unseren Haarwuchs, es leistet auch einen großen Beitrag zur Entgiftung.

Aber eigentlich hätten Sie doch jetzt einen Grund mehr, das Rauchen aufzugeben, oder? Ich höre Sie stöhnen: „Wie jetzt, ich soll auf meine Zigaretten verzichten?“ Ja, genauso ist es, und Ihr Haar wird es Ihnen danken! Womöglich protestieren Sie jetzt, ihre Cousine würde rauchen wie ein Schlot und hätte dennoch eine glänzende Löwenmähne. Das mag sein, weil jeder Körper seine eigenen Schwachpunkte hat, wo ihn die Vitaminräuber zu fassen bekommen. Da unser Haarboden auf einen gefüllten Mineralstoffspeicher angewiesen ist, erleben wir häufig Haarausfall als Folge. Und mal ehrlich, wenn dieser Vitaminräuber bei Ihnen nicht so heftig zugeschlagen hätte, würden Sie dann in diesem Moment dieses Buch lesen?

Vitaminräuber 4: Alkohol

Sie trinken regelmäßig Alkohol? Ist die Leber erst durch übermäßigen Alkoholgenuss geschädigt, werden die Nährstoffe aus unseren Mahlzeiten schlechter verwertet. Der eine oder andere wird hier empört meckern: „Hallo erstmal, ich trinke ja nun nicht drei Flaschen Schnaps am Tag, nur abends zur Entspannung zwei Glas Rotwein oder mal eine Flasche Bier!“ Regelmäßiger Alkoholkonsum führt zu Mangel der Vitamine A, B6, Niazin, Vitamin C und Folsäure – alle wichtig für gesunden Haarwuchs. Wieviel Alkohol zu diesen Mangelerscheinungen führt und wie empfindlich die Haarfabrik auf diesen Mangel reagiert, ist wieder von Mensch zu Mensch unterschiedlich. Sollten Sie seit längerem regelmäßig Alkohol trinken und an unerklärlichem Haarausfall leiden, für den Sie bislang keinen plausiblen Grund gefunden haben, könnte hier die Wurzel des Übels liegen.

Vitaminräuber 5: die unüberlegte Crash-Diät oder abrupte Ernährungsumstellung

Sie machen gerade eine strenge Diät und das ohne Absprache und Empfehlungen Ihres Hausarztes? Wer wenig isst, läuft Gefahr, sich nicht ausreichend mit allen Vitaminen zu versorgen. Die einzelnen Bestandteile des Haares gehören zu den teilungsaktivsten Zellen des Körpers. Die Teilungen erfordern einen hohen Stoffwechsel-Umsatz, für den viele Vitamine und Spurenelemente benötigt werden. Da der Körper hiervon nur begrenzt Vorräte bilden kann, muss er sie über die Ernährung immer wieder erneut aufnehmen. Stehen zu wenig Nährstoffe und Vitamine zur Verfügung, so kann dies Haarausfall zur Folge haben.

Bei Einwanderern aus fremden Ländern tritt oft die Situation ein, dass sie sich im Heimatland aus eigenem Gemüseanbau ernährt haben, selbst Tiere gezüchtet haben – alles ohne irgendwelche Konservierungs- und Zusatzstoffe. Wenn sie dann nach Westeuropa kommen, werden sie erstmals massiv mit industrieller Ernährung konfrontiert. Diese abrupte Umstellung der Ernährung führt bei vielen Einwanderern zu einem sichtbaren Haarausfall.

Vitaminräuber 6: Medikamente, auch Anti-Baby-Pille

Sie nehmen regelmäßig Medikamente ein? Dies kann Ihren Vitaminhaushalt tüchtig ins Wanken bringen, weil sich Aufnahme, Verwertung, Speicherung und Ausscheidungsgeschwindigkeit der Vitamine im Körper verändern. So kann es bei längerer Einnahme von Antibiotika zu Mangel an Biotin und Vitamin C kommen. Antiepileptika können Mangel an Vitamin D, Folsäure und Niazin verursachen. Bei der Einnahme von Psychopharmaka und Antirheumatika kann es ebenfalls zu einer Niazin-Unterversorgung kommen. Sollten Sie den Verdacht hegen, dass Ihre Medikamente Schuld am Haarausfall sein könnten, sprechen Sie mit Ihrem Hausarzt darüber. Nicht immer kann man das Medikament wechseln oder absetzen, aber Sie können durch eine regelmäßige Zufuhr der betroffenen Vitamine einen Ausgleich schaffen. Bei vielen Frauen, die Hormonpräparate einnehmen, wie z. B. die Anti-Baby-Pille, sind die gesamten B-Vitamine und Folsäure die Mangelkandidaten. Gegensteuern lässt sich hier mit einer gesunden Ernährung.

Vitaminräuber 7: Stress, Stress, Stress

Sie stehen unter emotionalem Stress? Anhaltender Stress kann zu Vitamin- und Eiweiß-Mangel und somit zu Haarausfall führen. Ich höre Sie nörgeln „Wie soll ich bitte dem Stress im Job entkommen?“ Zugegeben, einen stressigen Job können wir nicht einfach an den Nagel hängen, unsere Existenz baut darauf auf. Aber Sie können darauf achten, dass Sie nach Feierabend den notwendigen Ausgleich schaffen. Vielleicht hilft auch schon das Bewusstsein, dass der Stress Ihnen nicht nur sämtliche Nerven, sondern auch die Vitamine und Haare raubt, dass Sie einige der schlimmsten Stress-Faktoren entschärfen können.

Sollten Sie in Ihrem Leben keine Chance sehen, dem Stress zu entkommen, dann berücksichtigen Sie bitte zukünftig, dass Stress den Vitaminbedarf erhöht, vor allem an Vitamin C, B6 und B12. Des Weiteren sollten Sie auf eine ausreichende Zufuhr von Eiweiß und Magnesium achten (wie schon im Kapitel 4.2.2. „Diffuser Haarausfall bei Stress und anderen psychischen Belastungen“ erklärt).

Vitaminräuber 8: Umweltverschmutzung
Sie leben oder arbeiten in einem Ballungszentrum oder in der Nähe eines Industriegebietes? Wer starker Umweltverschmutzung ausgesetzt ist, benötigt mehr Vitamine, denn Ihr Körper ist dann verstärkt den Aktivitäten freier Radikale ausgesetzt. Freie Radikale vermissen in ihrer chemischen Struktur ein Elektron. Sie attackieren andere Moleküle, um sich hier das fehlende Elektron zu verschaffen. Die beraubten Moleküle werden nun selbst zu freien Radikalen und halten nach einem Ersatz-Elektron Ausschau.

Eine gefährliche Kettenreaktion wird in Gang gesetzt. Freie Radikale können wichtige Eiweiße des Stoffwechsels und der Zellmembranen zerstören, Körperzellen nehmen dadurch Schaden, der Körper erleidet ausgerechnet Verluste an Eiweiß – dem wichtigsten Baustein für gesunden Haarwuchs. Wichtig für unseren Körper wäre nun, den freien Radikalen so richtig Paroli zu bieten. Deshalb sind wir auf Antioxidantien angewiesen, die in der Lage sind, freie Radikale abzuwehren.

Um eine ausreichende Zufuhr an Antioxidantien gewährleisten zu können, benötigen wir vor allem die Vitamine A, C und E sowie Selen. Selen ist nicht nur ein wichtiger Bestandteil der Antioxidantien, es bindet auch noch schädliche Schwermetalle wie Blei und Quecksilber.

Tomaten gehören zwar nicht zu unseren magischen 38 Lebensmitteln, sie sind aber reich an Antioxidantien durch ihren hohen Gehalt an Vitamin C und Lycopin. Dadurch helfen sie unserem Körper im Kampf gegen Umweltgifte. Lycopin wirkt in den Haarzellen wie ein Schutzschild gegen zellschädliche Einflüsse.

Vitaminräuber 9: chronische Darmentzündungen
Bei Darmentzündungen kommt es zu einer verminderten Vitaminaufnahme über den Darm. Trotz gesunder Ernährung kommen die Vitamine nicht da an, wo sie gebraucht werden. Bei chronischen Durchfällen kommt es zusätzlich noch zu vermehrten Vitaminverlusten. Hier ist wichtig, zunächst die Darmerkrankung in den Griff zu bekommen. Wer hier die Nebenwirkungen von starken Medikamenten scheut, dem sei versichert, dass chronische Darmentzündungen meist sehr gut auf eine homöopathische Konstitutionsbehandlung ansprechen.

Vitaminräuber 10: häufige Erkältungskrankheiten und Infektionen
Sind wir häufig erkältet oder leiden an Infektionen, erhöht sich unser Vitaminbedarf. Vor allem die Vitamine A, B6, C und E unterstützen unsere Immunzellen im Kampf gegen Krankheitserreger. Virale und bakterielle Infektionen können die Aufnahme und Verarbeitung von Vitaminen negativ beeinflussen. Bei einer schweren Erkältung sinkt unser Vitamin-C-Gehalt im Körper drastisch. Vitamin C gehört zu den wasserlöslichen Vitaminen, die der Körper

nicht speichern kann. Begleitend zur Behandlung der Infektion ist also eine vitaminreiche Ernährung wichtig.
Bitte lassen Sie sich hier nicht von Vitamin-C-haltigen Fertigpulvern verführen, führen Sie Vitamin C in Form von Obst und Gemüse zu.

Vitaminräuber 11: ausgelaugte Ackerböden
Auch wer viel Gemüse isst, hat schwer gegen diesen Vitaminräuber zu kämpfen. Ausgelaugte Ackerböden und Chemikalieneinsatz wirken sich negativ auf den Gehalt an Zink und Selen im Gemüse aus. Selbst wenn wir selenhaltige Gemüsesorten auf den Tisch bringen, trügt oft der Schein und der Selengehalt unserer Mahlzeit ist weit geringer als angenommen. Daher sollten wir versuchen, täglich unterschiedliche Lebensmittel zu verzehren, die Zink und Selen enthalten, um dennoch auf unsere Kosten zu kommen. Viele Bioprodukte sind zumindest frei von Belastungen durch Chemikalien. Ein ähnliches Problem ergibt sich bei Lagerung und Transport von Obst und Gemüse. Oft werden Früchte unreif geerntet und erleiden dadurch erhebliche Vitamin-C-Verluste. Dieses Problem können Sie immerhin teilweise umgehen, indem Sie Obst und Gemüse der Saison einkaufen, welches aus heimischen Regionen stammt.

Seien wir mal ehrlich, bei den meisten von uns wird mindestens ein Vitaminräuber sein Unwesen treiben. Und so langsam dämmert es Ihnen, Sie müssen an Ihrer Ernährung einiges ändern, um Ihrem Haarwuchs wieder auf die Sprünge zu helfen.

6.3. Warum das Gleichgewicht zwischen Säuren und Basen so wichtig ist

Jetzt runzelt sicher der eine oder andere von Ihnen die Stirn und denkt „Bitte nicht – nicht schon wieder dieses Theater um den Säure-Basen-Haushalt, ist doch eh nur so eine Mode-Theorie“. Keineswegs, genau hier liegt nämlich der Hase im Pfeffer!

Ein gesunder Säure-Basen-Haushalt scheidet Stoffwechselschlacken aus, die vor allem beim Eiweißabbau anfallen. Auch im Darm entstehen durch Gärungs- und Fäulnisvorgänge Säuren, die abtransportiert werden müssen. Viele Menschen registrieren dann erst einmal einen Blähbauch. Weiterhin werden giftige Substanzen ausgeschieden, die teils aus dem eigenen Stoffwechsel stammen, aber auch solche, die wir über die Nahrung und durch Medikamente aufnehmen.

Wenn unsere Nahrung mehr aus säurebildenden als aus basischen Speisen besteht, kommt es zu einem Säuren-Überschuss im Körper und somit zur Übersäuerung.
Ist unser Gleichgewicht zwischen Säuren und Basen gestört, schaffen wir eine solide Basis für späteren Haarausfall. Sieht unser Körper sich genötigt, gegen die Säure anzukämpfen, kommt es zu einem Verlust an Mineralstoffen im Gewebe.

Säurebildende Nahrungsmittel enthalten selbst keine Säure, sie produzieren aber welche während der Verdauung. Die meisten säurebildenden Speisen sind Grundnahrungsmittel. Deshalb ist es nicht möglich einfach auf sie zu verzichten, um eine Übersäuerung zu vermeiden.

Wer unter Haarausfall leidet, sollte sich zwar überwiegend basisch ernähren, darf aber auf keinen Fall **alle** säurebildenden Lebensmittel vom Einkaufszettel streichen.

Sie sollten Ihre Lebensmittel vielmehr wie eine Ampel betrachten:

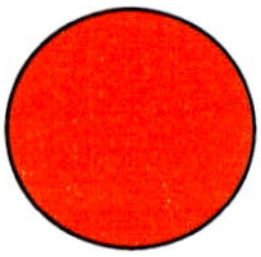

Diese Lebensmittel (oder Faktoren) sind säurebildend. Sie enthalten keine wichtigen Nährstoffe. Ganz im Gegenteil, sie schaden unserer „Haarfabrik“!

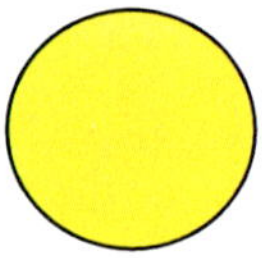

Diese Lebensmittel sind säurebildend, ***aber wichtig*** für Ihren Haarwuchs. Sie enthalten wertvolles Eiweiß oder andere unentbehrliche Biostoffe für Ihre „Haarfabrik“. Sie können nicht auf sie verzichten, sollten sie ***aber mit basischen Lebensmitteln kombinieren.***

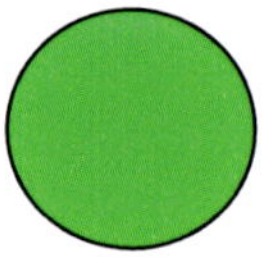

Basische Lebensmittel sollten überwiegend auf Ihrem Speiseplan stehen.

Aber welche Lebensmittel gehören jetzt in welches Ampelfeld?

Auf unserer Säuren-Basen-Ampel finden wir im grünen Feld die basischen Lebensmittel, die den größten Anteil Ihrer Mahlzeiten ausmachen sollten. Als Faustregel können Sie sich merken, dass Obst und Gemüse basisch sind.

Die absoluten Basen-Kracher, die gleichzeitig wichtige Biostoffe für den Haarwuchs enthalten, sind:

Banane, Blumenkohl, Kartoffeln, Kirschen, Feldsalat, Orangen, Spinat, Petersilie, Feigen.

Weitere wichtige und sehr gesunde Basen-Kracher sind:
Aubergine, Gurke, Karotte, Lauch, Oliven, Pflaumen, Pfirsich, Pumpernickel, Radieschen, Schwarzer Rettich, Rosinen, Mandeln, Erdmandeln, Datteln getrocknet, Kuhmilch, Sahne, Schnittlauch, Basilikum, Sellerie, Tomaten, Weintrauben und Zitronen.

Bitte denken Sie daran, dass auch die Zubereitungsart entscheidend ist. Eine Kartoffel an sich ist basisch, wenn sie jedoch im Fett schwimmt oder zu Pommes verarbeitet wird, dann ist die gesunde Kartoffel ein Schuss in den Ofen!

Im mittleren Teil der Ampel finden wir die Lebensmittel, die zwar säurebildend, aber wichtig für unsere Stoffwechselprozesse und wichtig für unseren Haarwuchs sind.

Warum bei Haarausfall die Säure-Basen-Balance zur Zwickmühle wird.

Ausgerechnet die Lebensmittel, die wertvolle Biostoffe – wie z. B. Eiweiß – für unseren Haarwuchs enthalten, sind oftmals säurebildend!

Säurebildende Lebensmittel, auf die wir **NICHT** verzichten können (die Lebensmittel, die wichtig für unsere Haarfabrik sind, sind hier fett gedruckt):

Butter, **Dinkel**, **Ei, Fisch**, Fleisch (zweimal wöchentlich Hühnerfleisch), **Haferflocken, Hirse, Hülsenfrüchte**, Joghurt, **Käse, Nüsse**, Quark, **Reis**.

Wir können säurebildende und ***basische*** Lebensmittel in einem ausgewogenen Verhältnis verzehren. Besteht unsere Mahlzeit aus säurebildenden und basischen Nahrungsmitteln, neutralisieren die Basen die Säuren – das Gleichgewicht bleibt erhalten.

Den roten Teil der Ampel sollten wir komplett meiden, auch wenn es weh tut und wir es gar nicht gerne lesen.

Stark säurebildend, aber ohne wichtige Nährstoffe sind:

- Fastfood (Hamburger, Pommes, Curry-Wurst, Pizza etc.)
- Toastbrot und Baguette aus Weißmehl
- Kaffee
- Alkohol
- zuckerhaltige kohlensäurehaltige Limonaden wie Cola etc.
- Süßigkeiten, raffinierter weißer Zucker

Wer jetzt listig überlegt, wie er hierbei schummeln kann, dem sei gesagt: Diese Kandidaten sind die absoluten Killer einer gesunden Säure-Basen-Balance und schaden unserer „Haarfabrik". Sie produzieren im Rekordtempo Säuren und haben dabei nichts zu bieten, was für unseren Körper von Nutzen wäre. Diese Kandidaten sind der Grund, warum unser Körper die wertvollen Mineralstoffreserven anzapfen muss, um diese Säuren zu neutralisieren. Indirekt beschleunigen sie Ihren Haarausfall!

Auch die folgenden Faktoren bringen den Säure-Basen-Haushalt gern aus dem Gleichgewicht:

- jeden Tag Fleisch essen
- zu wenig trinken
- Stress
- Bewegungsmangel
- Rauchen
- Schlafmangel

Wenn Sie es schaffen, diese Übeltäter auszuschalten, werden Ihre Haarwurzeln erleichtert aufatmen. Der erste Schritt in die richtige Richtung ist getan!

Sind in unserer Nahrung zu viele Säuren enthalten, kann unser Körper diesen Überschuss an Säuren nicht mehr neutralisieren. Eventuell produziert unser Körper auch selbst zu viel Säure, weil ihm bestimmte Vitamine und Spurenelemente fehlen und er jetzt nicht mehr in der Lage ist, bestimmte Stoffwechsel-Umwandlungen zu Ende zu führen. Unser Körper besteht zu 70 % aus Flüssigkeit. Dies bedeutet, dass die Säuren über Blut, Lymphe und Zellsäfte in unseren Organismus eindringen. Unsere Zellen sind den Säuren nun erbarmungslos ausgeliefert.

Unser Körper benötigt nun zur Neutralisierung der Säuren jede Menge basische Mineralstoffe, vor allem Calcium, Magnesium, Kupfer und Mangan. Je stärker die Übersäuerung, um so mehr Basen werden benötigt. Die Reserven an Mineralstoffen werden dadurch aber viel schneller aufgebraucht, Krankheit droht uns, wenn die

Reserven zur Neige gehen. Unser Körper reagiert auf dieses Problem recht intelligent: Er entscheidet, dass der Haarboden seine Mineralstoffe abgeben muss, um den Säureüberschuss zu neutralisieren. Schließlich sind gesunde Haare nicht lebensnotwendig – die Neutralisierung der Säuren aber sehr wohl! Der Haarboden muss also seine Mineralstoff-Reserven opfern. Stehen für den Haarwuchs keine Mineralien mehr zur Verfügung – Sie ahnen es sicher schon – ist Haarausfall die Folge.

Kommen wir zurück auf das Beispiel unserer „Haarfabrik". Diese lagert die Einzelteile – die Mineralstoffe – für die Produktion in einem großen Lagerhaus. Dort werden sie bei Bedarf abgerufen. Nun hat unser Lagerverwalter aber ein Riesen-Problem: Ein Erpresser namens Übersäuerung droht dem Lagerverwalter mit schweren Krankheiten, wenn er nicht sofort mit Mineralstoffen beliefert wird. Der Lagerverwalter lässt sich dadurch mächtig einschüchtern und beschließt, dass ein Lieferengpass an die Produktionsabteilung der „Haarfabrik" das kleinere Übel ist. Also erhält der Erpresser den Löwenanteil der Mineralstoffe. Je mächtiger der Erpresser, um so mehr Mineralstoffe fordert er vom Lagerverwalter ein, so dass schließlich kaum noch Mineralstoffe für unsere „Haarfabrik" übrig bleiben. Gruselig, oder?

Eine Umstellung der Ernährung ist also ein absolutes Muss, wenn Sie Ihre Haare retten wollen. Kombinieren wir in einer Mahlzeit säurebildende und basische Lebensmittel, neutralisieren die Basen die Säuren, ohne dass der Körper wertvolle Reserven opfern muss. Eine Fleischportion neutralisieren Sie durch eine großzügige Portion Kartoffeln und Gemüse.

Kartoffeln – warum sie die wahren Helden sind

Kartoffeln können im Magen Säure binden und werden somit zum Retter, wenn der Säure-Basen-Haushalt komplett aus dem Gleichgewicht geraten ist. Bauen Sie Kartoffeln so oft es geht in Ihren Speiseplan ein!

Gemüse ist besonders reich an Mineralstoffen und gehört zu den basischen Lebensmitteln. Wenn Gemüse täglich auf Ihren Tisch kommt, tragen Sie viel dazu bei Ihr Gleichgewicht zwischen Säuren und Basen stabil zu halten! Frische Zutaten enthalten um Längen mehr Mineralstoffe als Dosengerichte und Fastfood. Wer sich nur von Hamburgern und Ravioli ernährt, darf sich nicht wundern, wenn der Körper die Mineralstoffvorräte im Haarboden anzapft, um die Säuren zu neutralisieren. Stehen aber die Mineralstoffe unserer „Haarfabrik" nicht mehr zur Verfügung, kommt es zu Haarausfall.

Stellen Sie sich die optimale Säure-Basen-Zufuhr als große Waage mit zwei Waagschalen vor. In die eine Schale wandern die Säuren, in die andere die Basen. Die Säuren wiegen aber etwas mehr. Um also beide Waagschalen im Gleichgewicht zu halten, müssen wir mehr Basen auffüllen als Säuren.

Die Säureausscheidung erfolgt über die Haut und die Nieren. Hier können wir unserem Körper hilfreich zur Seite stehen: Wenn wir uns körperlich anstrengen, schwitzen wir. Aus dem Gewebe lösen sich dadurch Abfallprodukte und Säuren, die dann später ausgeschieden werden können. Also – runter vom Sofa und rein in die Joggingschuhe!

Trinken Sie viel stilles Mineralwasser, um Ihre Nieren dabei zu unterstützen, die Abfallprodukte auszuspülen. Am Tag sollten Sie mindestens 1,5 Liter Wasser trinken. Wasser ist wichtig für den Transport der Biostoffe und unterstützt die Nieren dabei, Stoffwechselprodukte auszuscheiden.

So bringen Sie Ihren Säuren-Basen-Haushalt wieder ins Gleichgewicht:

1. Bringen Sie nur noch säurebildende Nahrungsmittel aus dem gelben Feld der Ampel auf den Tisch, meiden Sie das rote Ampelfeld!
2. Essen Sie mehr basische als säurebildende Nahrungsmittel!
3. Treiben Sie regelmäßig Sport, um durch Schwitzen Säuren aus dem Gewebe zu lösen.
4. Trinken Sie reichlich stilles Wasser, um das Ausscheiden der Säuren zu unterstützen!

Ein Urintest kann Ihnen einen Überblick über einen Säure-Überschuss verschaffen, wenn Sie den Test sieben Tage hintereinander durchführen und dreimal pro Tag messen (wie auf dem Beipackzettel des jeweiligen Präparats angegeben). Nur so erzielen Sie ein aussagekräftiges Test-Ergebnis. Eine einmalige Messung reicht nicht.

Was noch erschwerend hinzukommt: Überwiegen in Ihrem Speiseplan säurebildende Nahrungsmittel, werden außerdem verstärkt Eiweiße abgebaut. Ihr Körper benötigt also bei einer säureüberschüssigen Ernährung mehr

Eiweiß als bei einer basenüberschüssigen Ernährung. Kommen bei Ihnen basenüberschüssige Nahrungsmittel auf den Tisch, kann das Eiweiß aus der Nahrung besser verwertet werden. Viel Eiweiß brauchen wir unbedingt, damit unsere „Haarfabrik“ zuverlässig die Produktion ankurbeln kann – und viel Eiweiß richtet auch keinen Schaden an, sofern Sie mehr basische Lebensmittel verzehren.

Auf der folgenden Seite finden Sie eine Kopiervorlage für Ihren ganz persönlichen Ernährungscheck – die Waage der Wahrheit. Notieren Sie einmal mehrere Tage lang in Stichworten, was Sie so alles gegessen haben. Die basischen Lebensmittel setzen Sie auf die linke Seite der Waage, die säurebildenden auf die rechte Seite. Um den Test möglichst einfach zu gestalten, ignorieren wir hier einmal die verzehrten Mengen und auch, ob die verzehrten Lebensmittel schwach basisch, sehr basisch, schwach säurebildend oder stark säurebildend sind. Wir unterscheiden hier nur „basisch“ und „säurebildend“. Da die säurebildenden Lebensmittel auf unserer Waage aber schwerer wiegen, sollten auf der basischen Seite zum Ausgleich mindestens drei Einträge mehr erscheinen, um die Waage im Gleichgewicht zu halten.

Beispiel: Babsi Basenarm notiert abends in ihrer Waage der Wahrheit:

Basische Lebensmittel	**Säurebildende Lebensmittel**
1. Spinat	1. Toastbrot
2. Kartoffeln	2. Salami
3. Weintrauben	3. Schweinefleisch
4.	4. Schokoladenkuchen
5.	5. Croissant

Babsi, das sieht nicht gut aus! Bei fünf Einträgen auf der säurebildenden Seite hättest Du mindestens acht Einträge auf der basischen Seite gebraucht. Schön wäre es auch gewesen, wenn die säurebildenden Nahrungsmittel z. B. aus Fisch und Haferflocken bestanden hätten an Stelle von Schweinefleisch und der wertlosen Weißmehlprodukte!

Ihre persönliche Waage der Wahrheit (Seite mehrfach kopieren):

Datum:

Basische Lebensmittel	**Säurebildende Lebensmittel**
1.	1.
2.	2.
3.	3.
4.	4.
5.	5.
6.	6.
7.	7.

Datum:

Basische Lebensmittel	**Säurebildende Lebensmittel**
1.	1.
2.	2.
3.	3.
4.	4.
5.	5.
6.	6.
7.	7.

Nachdem Sie Ihre Ernährung umgestellt haben, notieren Sie auf einer neuen Kopie wieder einige Tage lang, was Sie gegessen haben. Hat sich auf Ihrer Waage der Wahrheit etwas verändert?

Besteht bei Ihnen der Verdacht auf Übersäuerung?

Treffen mehrere Aussagen auf Sie zu?

- Sie fühlen sich ständig schlapp und müde, obwohl Sie genug Schlaf hatten
- Sie fühlen sich momentan nicht so leistungsfähig und belastbar
- Sie sind schnell gereizt und gehen bei jeder Kleinigkeit in die Luft
- Ihnen ist ständig kalt, auch bei milden Temperaturen
- Sie plagen sich ständig mit Erkältungen und Infekten herum
- Ihre Zähne reagieren empfindlich auf kalte, heiße und saure Speisen
- Sie klagen häufiger über leichte Zahnschmerzen, obwohl der Zahnarzt nichts feststellen konnte
- Sie leiden unter wandernden Gelenkschmerzen
- Die Haut um Ihre Augen oder Ihren Mund ist leicht gerötet
- Ihre Haut in Umgebung der Fingernägel ist rissig
- Ihre Fingernägel weisen Rillen auf
- Sie klagen über unerklärlichen Juckreiz, manchmal mit Hautausschlag
- Ihr Haar wirkt kraftlos

All diese Beschwerden können zwar auch ganz andere Ursachen haben, aber wenn mindestens vier dieser Aussagen auf Sie zutreffen, sollten Sie das Säure-Basen-Verhältnis Ihrer Nahrung einmal streng überprüfen.

In unserem Rezeptteil finden Sie viele Rezepte, die wir als „Basen-Kracher" gekennzeichnet haben.

Sollten Sie den Verdacht hegen, übersäuert zu sein, dann sollten gerade zu Beginn Ihrer Ernährungsumstellung möglichst viele Basen-Kracher auf Ihren Tisch kommen!

6.4. Der Kampf an verschiedenen Fronten

Sie haben sich vielleicht in dem einen oder anderen Kapitel wieder erkannt und sind bereits nachdenklich geworden. Die meisten von Ihnen stellen vielleicht fest, dass Ihre „Haarfabrik" von mehreren Seiten attackiert wird, wie hier am Beispiel von Hanna Haarig dargestellt. Hanna befindet sich in den Wechseljahren, ist Raucherin und aus ihrer Ernährung dürfen wir schließen, dass Ihr Gewebe gnadenlos übersäuert ist:

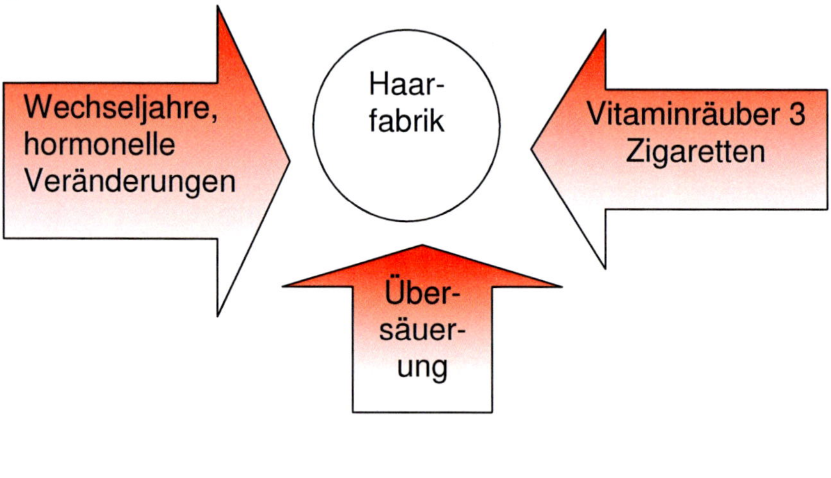

Hannas „Haarfabrik“ kämpft also gegen drei Fronten – wundert es Sie da noch, dass Hanna über Haarausfall klagt? Mit einer gezielten Ernährung könnte sie die Hormon schwankungen der Wechseljahre abfedern, das Säure-Basen-Gleichgewicht wiederherstellen – tja Hanna, und wenn Du mit dem Rauchen aufhören würdest, könntest Du auch Deinen Vitaminräuber ganz ausschalten. Zumindest solltest Du aber für den begangenen Vitaminraub schleunigst Ausgleich schaffen!

Bei Lothar Locke sieht es nicht besser aus. Er leidet an androgenetischer Alopezie, hat einen megastressigen Job, ernährt sich relativ gesund, nimmt aber in letzter Zeit immer wieder Antibiotika ein.

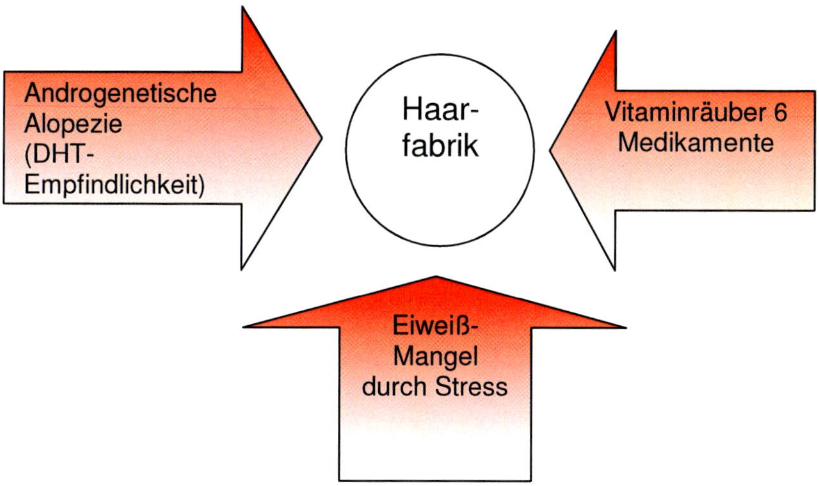

Lothar wird die androgenetische Alopezie nicht rückgängig machen können, aber er könnte das Fortschreiten des Haarverlustes erheblich aufhalten, indem er den Vitaminräuber „Medikamente“ durch gezielte Ernährung ausgleicht (vielleicht kann er ja künftig auch auf die

Antibiotika verzichten?) und auf eine ausreichende Eiweißzufuhr achtet, falls er auch in Zukunft dem Stress nicht entkommen kann.

Und jetzt sind Sie dran! Vermutlich ahnen Sie schon, an welchen Fronten Ihre „Haarfabrik“ zu kämpfen hat. Um die Fronten wirklich deutlich zu machen, tragen Sie die Feinde Ihrer Haare in diese Skizze ein:

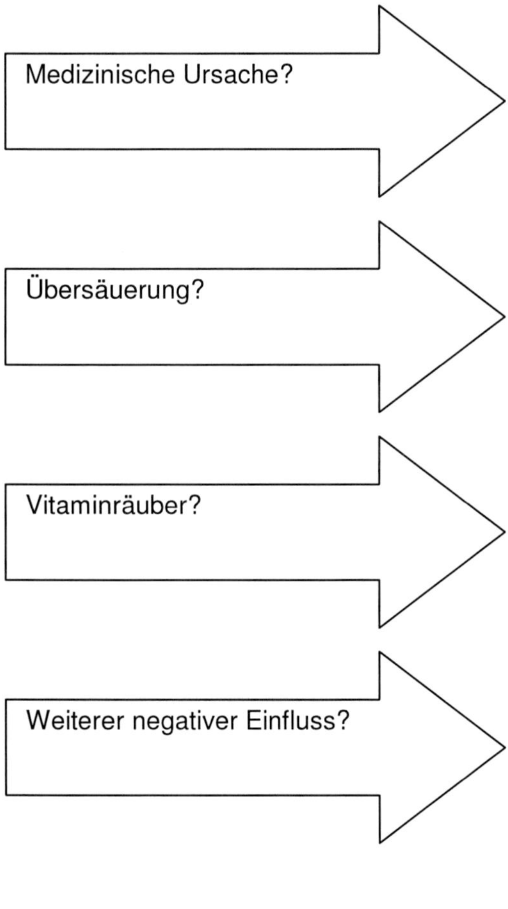

Lassen Sie sich nicht entmutigen, wenn bei Ihnen ***bislang keine medizinische Ursache*** festgestellt werden konnte. ***Die anderen Fronten allein*** können schon der Grund für Ihren Haarausfall sein, wenn Ihre „Haarfabrik“ empfindlich auf diese Feinde reagiert.

6.5. Die wichtigsten 17 Biostoffe für gesundes Haar

In den vorigen Kapiteln haben Sie nun vieles über medizinische Ursachen für Haarausfall gelernt, Sie wurden mit Übersäuerung und Vitaminräubern konfrontiert und brennen nun darauf endlich zu erfahren: Welche Biostoffe sind denn nun unentbehrlich für meine „Haarfabrik“? Welche Mineralstoffe sind speziell für meinen Zustand wichtig? Und in welchen Lebensmitteln befinden sich diese? Jetzt ist es an der Zeit, das Geheimnis zu lüften.

In den gelben Kästen finden Sie einen Überblick, in welchen Lebensmitteln der jeweilige Biostoff besonders konzentriert vorhanden ist. Die fettgedruckten Lebensmittel gehören zu den magischen 38, weil sie zusätzlich noch weitere Biostoffe enthalten, die für unsere „Haarfabrik“ wichtig sind.

Vitamin B6 / Pyridoxin – das Allround-Talent

Vitamin B6 benötigen wir für die Blut- und Sauerstoffversorgung. Es gehört somit zu den wichtigsten „Lieferboten“ unserer „Haarfabrik“. Aber damit nicht genug, es ist an der Energieversorgung beteiligt, die für die Bildung von Haarkeratin notwendig ist. Also ist Vitamin B6 gleichzeitig unser „Stromanbieter“ in der „Haarfabrik“. Unser Allround-Talent kann aber noch mehr: Es ist ein wichtiges Schlüssel-Vitamin für den Eiweiß-Stoffwechsel und ist an der Eiweiß-Verdauung beteiligt. Das Eiweiß, welches wir über die Mahlzeiten zu uns nehmen, wird im Verdauungstrakt in seine Einzelteile, die Aminosäuren, zerlegt. Unser Körper baut diese dann zu neuen Eiweiß-Strukturen zusammen – so wie sie für unsere Stoffwechselprozesse benötigt werden. Vitamin B6 sorgt dafür, dass dieser Umbau der Eiweiße korrekt abläuft und dass diese neu zusammengesetzten Eiweiße die Haarwurzeln erreichen. Außerdem aktiviert Vitamin B6 wichtige Aminosäuren. Unser Tagesbedarf liegt bei 1,2–1,5 mg.

Vitamin B6-Bomben sind:
Avocados, Bananen, Kartoffeln, Kichererbsen, Knoblauch, ***Linsen, Sojabohnen***, Schnittlauch, ***Vollkornbrot***, Cashewnüsse, ***Erdnüsse***, Sesam, ***Sonnenblumenkerne, Walnüsse***

Vitamin C – der Pförtner für die Haarwurzeln

Vitamin C ist quasi der Pförtner unserer „Haarfabrik“. Es ist dafür zuständig, ausreichend Nährstoffe durch die feinen Blutäderchen zu den Haarwurzeln durchzuschleusen. Außerdem hilft es uns, Eisen aus pflanzlichen Produkten aufzunehmen – ein ebenfalls wichtiger Mitarbeiter unserer „Haarfabrik“. Unser Körper kann Vitamin C nicht speichern, daher müssen wir Vitamin C regelmäßig in unseren Speiseplan einbauen. Unser Tagesbedarf liegt bei 100 mg.

Vitamin C-Bomben sind:
Feldsalat, Kohlrabi, ***Paprika***, Tomaten, ***Petersilie***, Schnittlauch, ***Grapefruits, schwarze Johannisbeeren***, rote Johannisbeeren, Kiwis, Litschis, Mangos, ***Orangen***, Papayas, Sanddornsaft, Stachelbeeren, Zitronen

Vitamin D – unentbehrlicher Facharbeiter in unserer Haarfabrik

Wir brauchen Vitamin D für die Zellteilung und – differenzierung. Somit ist es einer der hochspezialisierten Facharbeiter in der Haarproduktion. Außerdem gehört es zu den „Stromanbietern" unserer „Haarfabrik": Es ist – wie Vitamin B6 – an der Energie-versorgung beteiligt, die wir für die Bildung von Haarkeratin brauchen. Unser Tagesbedarf liegt bei 10 – 15 Mikrogramm, wer täglich 20 Min. in die Sonne geht, benötigt nur die Hälfte des Wertes.

Vitamin D-Bomben sind:
Ei, Aal, Sardinen, ***Hering, Makrele, Lachs,*** Thunfisch, ***Avocados,*** Steinpilze, ***Champignons***

Magnesium – der Stresskiller

Auch Magnesium gehört zu den „Stromanbietern" unserer „Haarfabrik". Es ist an der Energieversorgung zur Bildung von Haarkeratin beteiligt. Ausserdem gehört es zu den begehrten Einzelteilen, aus denen in der Produktionsabteilung das Haarkeratin gefertigt wird. Gerade wer im Stress seine Haare verliert, sollte auf Magnesium setzen, es wirkt krampf- und spannungslösend. Unser Tagesbedarf liegt bei mind. 300 – 350 mg.

Magnesium-Bomben sind:
Vollkornbrot, Knäckebrot, ***Erdnüsse, Haselnüsse***, Paranüsse, Pistazienkerne, Sesam, ***Sonnenblumenkerne***, weiße Bohnen, ***Erbsen***, Kichererbsen, ***Sojabohnen***, Sojamehl, ***Spinat***, ***Haferflocken, Naturreis, Bananen***

Zink – der vielseitige Joker in der Haarproduktion
Zink ist eines der wichtigen Einzelteile in der Haarproduktion, aus denen das Keratin hergestellt wird. Darüber hinaus reguliert es die Kupferkonzentration im Haarboden.
Zusammen mit Vitamin C ist Zink der Pförtner, der dafür verantwortlich ist, dass die Blutäderchen ausreichend Nährstoffe zu den Haarwurzeln passieren lassen. Weiterhin gehört Zink zu unseren spezialisierten Facharbeitern, die für Zellwachstum und Zellteilung sorgen. Aber damit noch nicht genug, Zink spielt eine wichtige Rolle im Stoffwechsel des Cysteins, ein wichtiges Einzelteil (in diesem Fall eine Aminosäure) für den Aufbau des Haarkeratins. Unser Multi-Talent spielt ebenfalls eine Rolle bei der Bildung des Kollagen, welches das Haar in der Haut hält. Unser Tagesbedarf liegt bei 1–10 mg. Unser Körper kann Zink nicht speichern, daher ist wichtig, dass zinkhaltige Lebensmittel täglich auf unseren Tisch kommen.

Zink-Bomben sind:
Haferflocken, Kerbel, Edamer Käse, ***Emmentaler Käse***, Gouda, Tilsiter, Austern, ***Erbsen, Linsen***, ***Sojabohnen,*** Cashewnüsse, Pinienkerne, Sesam, ***Sonnenblumenkerne***, Leber, ***Huhn***

Kupfer – bringt nicht nur Farbe ins Haar
Auch Kupfer ist eines der Einzelteile, aus denen Haarkeratin hergestellt wird. Außerdem bietet es dem Eiweiß-Stoffwechsel Unterstützung und ist am Farbstoffwechsel unserer Haare maßgeblich beteiligt. Zu guter Letzt fungiert es noch als „Bodyguard“ für das Eisen: Es passt auf, dass das Eisen wirklich der Blutbildung zur Verfügung steht.

Kupfer-Bomben sind:
Kichererbsen, ***Sojabohnen***, Leber, Pinienkerne, Sesam, ***Sonnenblumenkerne***, ***Haselnüsse***, Paranüsse, Austern, Flusskrebse, Langusten

Selen – sagt Giftstoffen den Kampf an
Auch Selen ist eines der unentbehrlichen Einzelteile für die Produktion des Haarkeratins. Außerdem ist es nützlich bei der Entgiftung des Körpers, womit es indirekt dafür sorgt, dass die wertvollen Mineralstoffreserven des Körpers nicht nur dafür herangezogen werden müssen, um Säuren und Gifte zu neutralisieren, sondern auch unserem Haarboden zur Verfügung stehen. Täglich sollten wir 0,1–0,2 mg Selen zu uns nehmen.

Selen-Bomben sind:
Bückling, Forelle, ***Hering***, Karpfen, Rotbarsch, Scholle, Thunfisch, Kohlrabi, ***Petersilie***, Rosenkohl, ***Naturreis, Vollkornbrot, Weizenkeime, Emmentaler Käse***, Chester, Camembert, Steinpilze

Biotin – sorgt für stabile Haare
Biotin ist Bestandteil einiger wichtiger Eiweiße, die wiederum das Haarkeratin bilden.
Es bringt Schwefel zu den Baustellen, die es benötigen. Biotin ist von großer Bedeutung für die Stabilität der Haare. Ebenso gehört es zu unseren Facharbeitern, die sich um Zellwachstum und -teilung kümmern. Des Weiteren ist es zuständig für den Abbau bestimmter Aminosäuren. Unser Tagesbedarf liegt bei 0,15 mg.

Biotin-Bomben sind:
Sojabohnen, Sojamehl, ***Spinat, Haferflocken***, ***Bananen, Krabben,*** Sardinen, ***Erdnüsse,*** Mandeln, ***Walnüsse***

Folsäure – unverzichtbar für die „Haarfabrik"
Folsäure zählt in unserer „Haarfabrik" einerseits zu den „Lieferboten" indem es an der Blut- und Sauerstoffversorgung beteiligt ist, ebenso zählt es zu den „Facharbeitern", die sich mit der Zellteilung und -differenzierung befassen. Unser Körper kann Folsäure nicht speichern, wir müssen also regelmäßig folsäurehaltige Lebensmittel in unseren Speiseplan einbauen. Der Tagesbedarf liegt bei 400–600 mg.

Folsäure-Bomben sind:
Radieschen, Karotten, ***Feldsalat***, Spargel, Tomaten, Dill, ***Petersilie***, ***Orangen***, ***Avocados***

Eisen – eifrigster Lieferbote in der Fabrik
Eisen zählt in unserer „Haarfabrik" zu den wichtigsten „Lieferboten", es ist maßgeblich an der Blut- und Sauerstoffversorgung beteiligt. Wir erinnern uns – Eisen sorgt als fleißiger Lieferbote dafür, dass die benötigten Einzelteile die „Haarfabrik" über die Blutbahn reibungslos erreichen. Wenn dem Körper Eisen fehlt, ist es nichts anderes, als würde die Post streiken: Wichtige Lieferungen erreichen dann nicht den Empfänger! Der Tagesbedarf liegt bei 10–15 mg. Vitamin C begünstigt die Eisenaufnahme – Calcium, Phosphorsalze und Phytat können die Eisenaufnahme bremsen.

Von der aufgenommenen Eisenmenge können nur ca. 10 % tatsächlich vom Körper genutzt werden.

Eisen-Bomben sind:
Schweinefleisch, Leber, ***Haferflocken, Hirse, Vollkornbrot***, weiße Bohnen, ***Erbsen***, Kichererbsen, ***Linsen, Sojabohnen***, Artischocken, ***Fenchel, Grünkohl***, Schwarzwurzel, Zucchini, ***Champignons***, Pfifferlinge

Eiweiß – der Gigant

Unser Haar besteht zu 97% aus Keratin, einem schwefelhaltigen Eiweißstoff. Eiweiß ist somit lebensnotwendig für den Aufbau des Haarkeratins. Eiweiß bildet das Gerüst der Zellen und ist am Wachstum, der Reparatur und der Neubildung von Zellen beteiligt. Darüber hinaus gibt es wichtige Transportproteine, die Nahrungsmoleküle, Vitamine und Mineralstoffe in die Zellen bringen. Proteine bestehen aus Aminosäuren. Diese sind wiederum eine Gruppierung von Molekülen. Die großen Eiweiß-Strukturen aus der Nahrung werden im Verdauungsprozess in die einzelnen Aminosäuren zerlegt.

Auf diese Weise können sie die Darmwand passieren und über das Blut die Leber und unsere Körperzellen erreichen. Hier werden sie dann wieder umgebaut. Es gibt neun Aminosäure-Strukturen, die unser Körper nicht selbst produzieren kann. Deshalb müssen wir diese neun Aminosäuren unbedingt über die Nahrung zu uns nehmen, man nennt sie essenzielle Aminosäuren. Fehlt eine dieser neun essenziellen Aminosäuren, kommt es zu Störungen der Eiweiß-Synthese. Krankheiten, auch Haarausfall, können die Folge sein.

Eine eiweißreiche Kost ist oberstes Gebot für schönes volles Haar. Leider ist es nicht damit getan, einfach nur eiweißreiche Nahrung wie ***Fleisch, Fisch, Geflügel oder Käse*** **zu verzehren.** Unser Körper muss das zugeführte Eiweiß auch verwerten können.

Damit unsere „Haarfabrik“ also so richtig in Schwung kommen kann, müssen wir in unseren Speiseplan ausreichend Biostoffe einbauen, die dafür sorgen, dass das Eiweiß verdaut und neu zusammengesetzt werden kann – nämlich in veränderten Strukturen, wie sie für unseren Haarwuchs brauchbar sind. Genauso wichtig ist, dass diese neuen Eiweiß-Strukturen die Haarwurzeln sicher erreichen. An diesen Umbau-Maßnahmen sind Zink, Kupfer, Biotin, Pepsine und Zitronensäuren beteiligt. Sie sorgen für das nötige pepsinhaltige Säureklima im Verdauungstrakt, so dass der Umbau erfolgreich über die Bühne gehen kann. Ein wichtiges Schlüssel-Vitamin für den Eiweiß-Stoffwechsel ist Vitamin B6, wie schon zu Beginn dieses Kapitels beschrieben. Der Tagesbedarf an Eiweiß liegt bei 1 g pro kg Körpergewicht.

Bestimmte Nahrungsmittel passen in der Eiweißverwertung so gut zusammen wie Schlüssel und Schloss. Zusammen auf dem Teller werden sie zu absoluten ***Eiweißbomben.*** Hier treffen Aminosäurenstrukturen aufeinander, die sich für unsere „Haarfabrik“ optimal zusammenfügen.

Optimale Kombinationen in der Eiweißverwertung sind:

- Bohnen kombiniert mit Mais
- Milch kombiniert mit ***Haferflocken***
- ***Ei*** kombiniert mit ***Kartoffeln***
- ***Reis*** kombiniert mit ***Sojabohnen***
- ***Erbsen*** kombiniert mit ***Vollkornbrot***

Wer z. B. Haferflocken mit Milch kombiniert, deckt somit alle essenziellen Aminosäuren ab, die unser Körper braucht.

Meistens nehmen wir tierisches Eiweiß zu uns: Fleisch, Fisch, Eier, Milchprodukte – alles säurebildende Lebensmittel. ***Pflanzliche Nahrungsmittel verfügen über weniger, dafür aber qualititativ sehr gutes Eiweiß. Dabei sind sie basisch.*** Unser Körper kann tierisches Eiweiß besser verwerten, wenn es mit basischen Lebensmitteln kombiniert wird, wie z. B. einer großen Portion Kartoffeln und Gemüse.

Gerade bei Haarausfall sollten Sie der Zufuhr und Verwertung von Eiweiß eine hohe Priorität einräumen. Eiweißhaltige Lebensmittel sollten täglich auf Ihren Tisch kommen, denn Eiweiß ist der wichtigste Baustein Ihrer „Haarfabrik"!

Vitamin B12 / Kobalamin – wichtiger Teamplayer für unser Haar

Vitamin B12 gehört zu unseren „Lieferboten“ – es ist unentbehrlich für die Blut- und Sauerstoffversorgung. Gleichzeitig gehört es zu unseren spezialisierten Facharbeitern, die für Zellteilung und -differenzierung zuständig sind. Unser Tagesbedarf liegt bei 0,003 mg.

Viel Vitamin B12 ist enthalten in:
Ei, Leber, Leberkäse, Rumpsteak, Schweineschnitzel, ***Emmentaler Käse***, Harzer Käse, Mozzarella, Tilsiter, Ziegenkäse, Quark, Aal, Austern, Forelle, ***Hering, Seelachs, Makrele***, Rotbarsch, Thunfisch

Niazin – setzt die „Haarfabrik“ unter Strom

Niazin gehört zu den wichtigsten „Stromanbietern“ unserer „Haarfabrik“, es ist an der Energieversorgung zur Bildung des Haarkeratins maßgeblich beteiligt. Der Tagesbedarf liegt bei 17 mg.

Niazin-Bomben sind:
Seelachs, ***Makrele,*** Thunfisch, ***Huhn,*** Rumpsteak, Schweineschnitzel, weiße Bohnen, ***Erbsen, Linsen***, Mungbohnen, ***Sojabohnen, Erdnüsse***, Mandeln, Pinienkerne, ***Sonnenblumenkerne***, ***Champignons***

Essenzielle Fettsäuren – das Gaspedal auf der Blutbahn

Essenzielle Fettsäuren kann unser Körper nicht selbst herstellen und braucht diese unbedingt über die Nahrung. Die essenziellen Fettsäuren sorgen dafür, dass das Blut transportfähiger wird und somit wichtige Nährstoffe schneller zur „Haarfabrik" gelangen. Sie sind auch beteiligt am Aufbau von Zellmembranen. Sie werden im Körper selbst nicht gebildet und müssen über die Nahrung zugeführt werden. Sie sind von großer Bedeutung für die zelluläre Energiegewinnung. Führen wir unserem Körper zu wenig essenzielle Fettsäuren zu, können Hautprobleme und diffuser Haarausfall die Folge sein.

Hochwertige essenzielle Fettsäuren sind enthalten in:
Erdnüssen, Paranüssen, Pinienkernen, Sesam, ***Sonnenblumenkernen***, ***Walnüssen***, Distelöl, Leinöl, Maiskeimöl, Rapsöl, Sesamöl, Sojaöl, Sonnenblumenöl, Walnussöl

Schwefel – für schönes Haar

Schwefel ist ein wichtiges Einzelteil für unsere Haarproduktion, ein wertvoller Schönheitsstoff für unser Haar. Hier sei allerdings gewarnt vor Sulfiten und Schwefeldioxid, die in Farb- und Konservierungsstoffen vorkommen und schädlich sind. Lebensmittel mit biopositiven Schwefelverbindungen hingegen sind unerlässlich für schönes Haar.

Nahrungsmittel mit biopositiven Schwefelverbindungen:
Haferflocken, Ei, Kresse, ***Linsen,*** Meerettich, Miesmuscheln, ***Walnüsse***, ***Seelachs, Makrele, Hering.***

Panthothensäure – weit mehr als nur ein Bodyguard

Panthothensäure ist als „Bodyguard“ maßgeblich daran beteiligt, dass chemische Reaktionen im Eiweiß-Stoffwechsel optimal verlaufen. Sie spielt außerdem eine entscheidende Rolle im Energiestoffwechsel unserer Hautzellen und kurbelt die Zellteilung an. Dadurch unterstützt sie das Wachstum unserer Haare. Der Tagesbedarf liegt bei 6 mg.

Viel Panthothensäure befindet sich in:
Forelle, ***Hering, Makrele***, Camembert, ***Blumenkohl, Broccoli, Haferflocken, Sonnenblumenkernen***

Silizium – der glänzende Geheimtipp bei Haarausfall

Silizium fördert in unserer „Haarfabrik“ den Zellaufbau und den Zellstoffwechsel. Dadurch kann es Haarausfall bremsen und weiteren Haarverlust verhindern. Zudem sorgt es für Glanz im Haar.

Silizium-Bomben sind:
Blumenkohl, Spargel, ***Kirschen,*** Mais, ***Grünkohl,*** Meerrettich, ***Feldsalat, Orangen, Petersilie, Erbsen,*** Pflaumen, Kürbis, ***Hirse, Haferflocken, Kartoffeln, Weizenkeime, Sonnenblumenkerne***, ***Erdbeeren, Spinat, Brennnesselsamen, Bockshornkleesamen***

Weitere wichtige Biostoffe und Bausteine für gesundes Haar:

Pepsine spielen ebenfalls eine Rolle in der Eiweißverwertung (in rohem Sauerkraut enthalten).
Zitronensäuren sorgen für das richtige Betriebsklima im Verdauungstrakt bei der Eiweißverdauung und sind dafür zuständig, dass die umgebauten Eiweiße die Haarwurzeln erreichen (in Zitrusfrüchten, Äpfeln und Kiwis zu finden).
Mangan kommt eine große Bedeutung bei der Farbpigmentierung unserer Haare zu (in Haferflocken, Weizenkeimen, Hirse und Erdbeeren enthalten).
Vitamin A verhindert Schuppen und fettiges Haar. Es verhindert die Bildung überflüssiger Talgdrüsen (in Kürbis, Karotten, Spinat und Aprikosen besonders stark vertreten).

In unserem Rezeptteil finden Sie einige Gerichte, die komplett alle 17 Biostoffe abdecken, die unsere „Haarfabrik“ dringend benötigt. Sie sind als „Überflieger“ gekennzeichnet.

6.6 Die magischen 38 Lebensmittel – die Sieger unserer Talentshow

Die nachfolgende Übersicht präsentiert Ihnen jetzt die 38 Lebensmittel, die die absoluten Hoffnungsträger bei Haarausfall sind. Sie versorgen Ihre „Haarfabrik“ in geballter Ladung mit den Biostoffen, die wir Ihnen im vorigen Kapitel vorgestellt haben.

Die gelb unterlegten Lebensmittel sind säurebildend. Fisch und Fleisch sollten immer mit basischen Nahrungsmitteln wie Kartoffeln oder Gemüse kombiniert werden, um die Säuren zu neutralisieren. Die türkis unterlegten Lebensmittel sind basisch.
Die grün ausgefüllten Felder in der Tabelle zeigen an, dass dieser Biostoff in diesem Lebensmittel reichlich vorhanden ist. Die weiß ausgefüllten Felder bedeuten, dass hier der Biostoff gar nicht oder nur schwach vertreten ist.

Abkürzungen:

B6 = Vitamin B6	C = Vitamin C
D = Vitamin D	Mg = Magnesium
Zn = Zink	Ku = Kupfer
Se = Selen	Bio = Biotin
Fol = Folsäure	Fe = Eisen
Ei = Eiweiß	B12 = Vitamin B12
Nia = Niazin	Su = Schwefel
Pa = Panthothensäure	Si = Silizium
Ma = Mangan	Pe = Pepsine
Zi = Zitronensäure	Try = Tryptophan
Ess = Essentielle Fettsäuren	

Von Vitamin B6 bis Folsäure…

A. Fisch und Meeresfrüchte

Lebensmittel	B6	C	D	Mg	Zn	Ku	Se	Bio	Fol
Seelachs									
Makrele									
Hering									
Krabben									

B. Fleisch

Lebensmittel	B6	C	D	Mg	Zn	Ku	Se	Bio	Fol
Huhn									

C. Getreideprodukte

Lebensmittel	B6	C	D	Mg	Zn	Ku	Se	Bio	Fol
Vollkornbrot									
Haferflocken									
Weizenkeime									
Hirse									
Dinkel									

D. Hülsenfrüchte

Lebensmittel	B6	C	D	Mg	Zn	Ku	Se	Bio	Fol
Erbsen									
Linsen									
Sojabohnen									

E. Pilze

Lebensmittel	B6	C	D	Mg	Zn	Ku	Se	Bio	Fol
Champignons									

F. Beilagen

Lebensmittel	B6	C	D	Mg	Zn	Ku	Se	Bio	Fol
Naturreis									
Kartoffeln									

G. Gemüse und Salat

Lebensmittel	B6	C	D	Mg	Zn	Ku	Se	Bio	Fol
Grünkohl									
Spinat									
Paprika									
Sauerkraut, roh									
Blumenkohl									
Broccoli									
Fenchel									
Rote Bete									
Avocado									
Feldsalat									

H. Reifes Obst

Lebensmittel	B6	C	D	Mg	Zn	Ku	Se	Bio	Fol
Schw. Joh.beere									
Kirsche									
Orange									
Grapefruit									
Banane									
Feige									
Erdbeere									

I. Milchprodukte und Eier

Lebensmittel	B6	C	D	Mg	Zn	Ku	Se	Bio	Fol
Emmentaler									
Ei									

J. Nüsse

Lebensmittel	B6	C	D	Mg	Zn	Ku	Se	Bio	Fol
Walnüsse									
Sonnenbl.kerne									

K. Kräuter

Lebensmittel	B6	C	D	Mg	Zn	Ku	Se	Bio	Fol
Petersilie									

Von Eisen bis Silizium...

A. Fisch und Meeresfrüchte

Lebensmittel	Fe	Ei	B12	Nia	Ess	Su	Pa	Si	
Seelachs									
Makrele									
Hering									
Krabben									

B. Fleisch

Lebensmittel	Fe	Ei	B12	Nia	Ess	Su	Pa	Si	
Huhn									

C. Getreideprodukte

Lebensmittel	Fe	Ei	B12	Nia	Ess	Su	Pa	Si	
Vollkornbrot									
Haferflocken									Ma
Weizenkeime									Ma
Hirse									Ma
Dinkel									

D. Hülsenfrüchte

Lebensmittel	Fe	Ei	B12	Nia	Ess	Su	Pa	Si	
Erbsen									
Linsen									
Sojabohnen									

E. Pilze

Lebensmittel	Fe	Ei	B12	Nia	Ess	Su	Pa	Si	
Champignons									

F. Beilagen

Lebensmittel	Fe	Ei	B12	Nia	Ess	Su	Pa	Si	
Naturreis									
Kartoffeln									

G. Gemüse und Salat

Lebensmittel	Fe	Ei	B12	Nia	Ess	Su	Pa	Si	
Grünkohl									Ma
Spinat									Ma
Paprika									
Sauerkraut, roh									Pe
Blumenkohl									
Broccoli									
Fenchel									
Rote Bete									Ma
Avocado									
Feldsalat									

H. Reifes Obst

Lebensmittel	Fe	Ei	B12	Nia	Ess	Su	Pa	Si	
Schw. Joh.beere									
Kirsche									
Orange									Zi
Grapefruit									Zi
Banane									Try
Feige									
Erdbeere									Ma

I. Milchprodukte und Eier

Lebensmittel	Fe	Ei	B12	Nia	Ess	Su	Pa	Si	
Emmentaler									
Ei									

J. Nüsse

Lebensmittel	Fe	Ei	B12	Nia	Ess	Su	Pa	Si	
Walnüsse									
Sonnenbl.kerne									

K. Kräuter

Lebensmittel	Fe	Ei	B12	Nia	Ess	Su	Pa	Si	
Petersilie									Ma

6.7. Welcher Ernährungstyp sind Sie?

Hand aufs Herz, jeder von uns behauptet doch erst einmal sich gesund zu ernähren. Natürlich essen wir täglich Rohkost, schließlich kleben doch in unserem Hamburger immer eine Tomaten- und eine Gurkenscheibe. Frisches Obst? Na klar doch, in der Küche steht eine Obstschale, ich muss mich abends nur noch durchringen zur Banane zu greifen statt zur Chipstüte. Wie oft wir im stressigen Alltag zum Dosen- und Mikrowellengericht greifen, verdrängen wir hier besser. Fisch essen wir zwar gern, aber wenn wir mal scharf nachdenken, war es die letzten Wochen dann wohl doch mehr Fleisch. Dinkel und Hirse – was war das noch gleich?

Dieser einfache Test soll Ihnen deutlich machen, ob Sie sich wirklich so gesund ernähren wie Sie glauben. Jeder dieser Türme steht für eine Lebensmittel-Rubrik. Jeder Turm besteht aus sieben Steinen, die für die letzten sieben Tage stehen. Füllen Sie so viele Kästchen von unten nach oben aus entsprechend der Anzahl der Tage, an denen Sie aus dieser Lebensmittelrubrik etwas gegessen haben.

Beispiel: Kalle Kassler hat an drei Tagen ein Dosengericht gegessen, also füllt er im entsprechenden Turm Nr. 1 drei Kästchen aus. Gemüse hatte er zweimal als Beilage mit auf dem Teller. Mittags hat Kalle häufiger an der Imbissbude einen Zwischenstopp eingelegt. Zweimal gab es Pommes und zweimal Döner, macht also vier Kästchen für den Fastfood-Turm Nr. 3. Mit Obst hat Kalle es nicht so, einen Apfel hat er immerhin während der letzten sieben Tage gegessen. Beim Fleisch kann Kalle so richtig auftrumpfen, es gab dreimal Kassler und viermal Steak, macht also sieben ausgefüllte Kästchen. Fisch gab es gar nicht. An Getreideprodukten kann Kalle an sechs Tagen mit Toastbrot aufwarten.

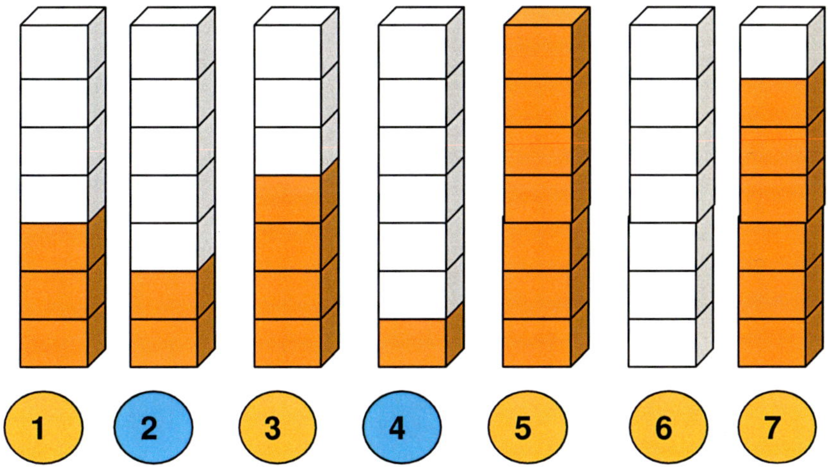

1. Dosen- und Fertiggerichte
2. Gemüse und Rohkost
3. Fastfood (Hamburger, Pizza etc.)
4. Obst
5. Fleisch
6. Fisch
7. Getreideprodukte

Was Kalles „Haarfabrik“ zu dieser Ernährung sagen würde, erfahren Sie im Auswertungsteil.

Und jetzt sind Sie an der Reihe: An wie vielen Tagen haben Sie aus welcher Rubrik gegessen?

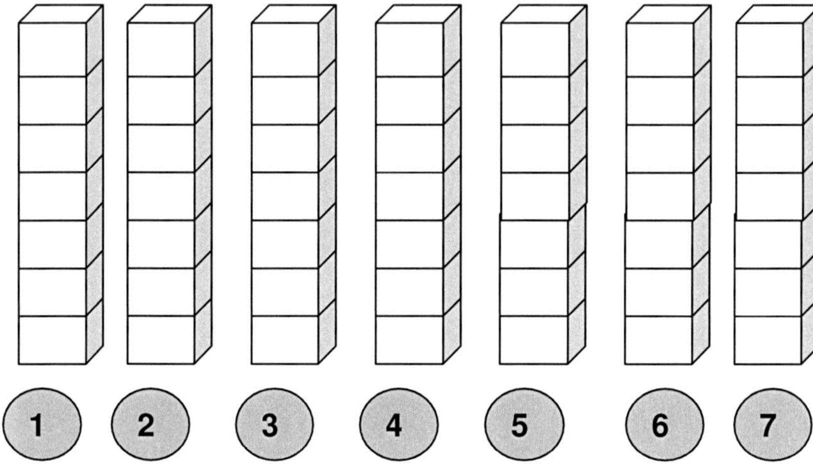

1. Dosen- und Fertiggerichte
2. Gemüse und Rohkost
3. Fastfood (Hamburger, Pizza etc.)
4. Obst
5. Fleisch
6. Fisch
7. Getreideprodukte

Wenn Sie sich nicht mehr so genau an Ihren Speiseplan der letzten Woche erinnern, können Sie sich auch vornehmen, die Türme für die kommenden sieben Tage auszufüllen.

Auswertung

Wenn Dosen- und Fertiggerichte den höchsten Turm bilden:
Sie ahnen es, oder? Die Dosen- und Fertiggerichte nehmen in Ihrem Speiseplan entschieden zuviel Platz ein! Gehen Sie davon aus, dass in diesen Gerichten kaum noch Nährstoffe enthalten sind. Ihre „Haarfabrik“ kann sich aus dieser Nahrungsquelle keine wertvollen Biostoffe abzweigen. Ihr Haarwachstum also mittels Gemüseeintopf aus der Dose ankurbeln zu wollen, ist zum Scheitern verurteilt. Darüber hinaus sind die meisten Fertiggerichte säurebildend. Ihr Säuren-Basen-Gleichgewicht kann so nicht aufrecht erhalten werden, eine Übersäuerung ist die Folge. Wir vermuten, Sie setzen deshalb auf Fertiggerichte, weil Sie wenig Zeit zum Kochen haben. In diesem Buch finden Sie zahlreiche gesunde Blitzgerichte, die auch im stressigsten Alltag schnell zubereitet sind. Satteln Sie um – Ihrem Haar zuliebe!

Im Rezeptteil finden Sie zahlreiche „Blitzgerichte“. Die Zubereitungszeit dauert max. 20 Minuten, sie bewähren sich also auch in Stress-Phasen, wenn keine Zeit zum Kochen bleibt.
Stöhnt dort jemand, 20 Minuten Zubereitungszeit sind immer noch zu viel? Ein paar kleine Änderungen in Ihrem Tagesablauf sollten Sie in Kauf nehmen. Ohne Veränderung bleibt alles beim alten – also auch beim schwächelnden Haarwuchs. Und dem wollen wir doch hier zu Leibe rücken, oder?

Wenn frisches Gemüse und Rohkost den höchsten Turm bilden:
Bravo, Sie sind bereits auf dem richtigen Weg. Gemüse kann unter allen Lebensmitteln mit der höchsten Dichte an Mineralstoffen und Vitaminen auftrumpfen. Wichtig ist aber, dass Gemüse schonend gegart wird. Noch besser ist der Verzehr von Rohkost, um in den vollen Genuss der wertvollen Biostoffe zu kommen. Da Sie nun vor allem Ihr Haarwachstum so effektiv wie möglich unterstützen wollen, setzen Sie den Focus jetzt möglichst auf die Gemüsesorten, die in diesem Buch vorgestellt werden. Vor allem die Hülsenfrüchte Erbsen, Linsen und Sojabohnen sind Gold für gesundes Haar. Achten Sie weiterhin darauf, dass auch Ihre Türme für Fisch und Obst zu den hohen gehören sollten.

Wenn Fastfood den höchsten Turm bildet:
Sie toppen die Anhänger von Dosengerichten noch einmal um Längen – leider nicht im positiven Sinne. Mögen Pizza, Croque und Pommes auch noch so lecker sein, sie bieten Ihrem Körper keinerlei Nährstoffe. Kein Wunder also, dass Ihre „Haarfabrik“ nicht mehr richtig produzieren kann! Ihr Körper hat keine Chance, seine ausgelaugten Mineralstoff-depots wieder aufzufüllen. Die wenigen Biostoffe, die Ihr Körper abzweigen kann, werden für lebensnotwendige Stoffwechselprozesse benötigt, Ihr Haarboden geht dabei leer aus! Wie bei den Fertiggerichten müssen Sie mit einer massiven Übersäuerung rechnen, wenn Sie an der Pommes-Bude bester Kunde sind. Fastfood ist in der Regel stark säurebildend. Da kaum Mineralstoffe zugeführt werden, hat Ihr Körper keine Chancen, die Säuren zu neutralisieren. Haarausfall ist die Folge. Vermutlich sind Sie ein Fastfood-Fan aus Zeitmangel. Wir können das sehr gut nachvollziehen! Daher sollten auch Sie sich einmal die

gesunden Blitzgerichte aus diesem Buch zu Gemüte führen – Ihre „Haarfabrik“ wird es Ihnen danken!

Wenn frisches Obst den höchsten Turm bildet:
Sehr schön, Sie sind auf dem richtigen Weg. Ihren Haaren tun Sie einen großen Gefallen, wenn Sie jetzt noch versuchen, möglichst die Obstsorten auf den Tisch zu bringen, die in diesem Buch vorgestellt werden. Erdbeeren und Kirschen z. B. enthalten wertvolles Silizium, ein Biostoff mit großer Wirkung bei müden Haaren! Achten Sie darauf, dass auch Ihre Türme für Gemüse und Fisch möglichst hoch sein sollten.

> Kaufen Sie nur saisonale Obstsorten, weil nur hier die Vitamine im vollen Umfang enthalten sind. Obst sollte reif geerntet werden und auf schnellstem Wege zum Endverbraucher gelangen!

Wenn Fleisch den höchsten Turm bildet:
Keine Bange, Sie sollen nicht ganz und gar auf Fleisch verzichten, schließlich enthält es das unentbehrliche Vitamin B12, aber zweimal pro Woche eine Portion Hühnerfleisch würde reichen. Können Sie sich vorstellen auf Fisch umzuschwenken? In Fisch sind viel wertvollere Biostoffe für Ihr Haar enthalten. Fisch und Fleisch sind aber beide säurebildend. Deshalb ist es ganz wichtig, als Beilage eine große Portion Gemüse und/oder Kartoffeln zu verzehren, um die Säuren zu neutralisieren.

Wenn Fisch den höchsten Turm bildet:
In Fisch sind viele wertvolle Nährstoffe für Ihr Haar enthalten. Viel Fisch zu essen, ist also richtig. Da Fisch aber säurebildend ist, sollten Sie ebenfalls eine große

Portion Gemüse und / oder Kartoffeln als Beilage einplanen, um die Säuren zu neutralisieren. Den hohen Fisch-Konsum dürfen Sie dann gerne beibehalten!

Wenn Getreideprodukte den höchsten Turm bilden:
Getreideprodukte sind ein zweischneidiges Schwert: Bestehen diese bei Ihnen aus Vollkornbrot, Haferflocken, Weizenkeimen oder Dinkel, ist alles bestens. Diese Getreideprodukte liefern wertvolle Biostoffe für Ihre „Haarfabrik". Bestehen aber Ihre Getreideprodukte mehr aus Toastbrot, weißen Brötchen und Kuchen, kann Ihr Körper kaum Nährstoffe daraus ziehen. Kaufen Sie also statt Toastbrot lieber Vollkornbrot. Und schauen Sie sich mal die Rubrik „Getreideprodukte" in diesem Buch an. Da finden Sie Alternativen, die Ihre „Haarfabrik" wieder in Schwung bringen. Da Getreideprodukte – mit Ausnahme von Vollkornbrot – säurebildend sind, sollten Sie auch hier darauf achten, dass Ihre Türme für Obst und Gemüse ebenfalls hoch ausfallen.

Und so würden die Türme im Optimalzustand aussehen, wenn Ihre „Haarfabrik“ entscheiden dürfte:

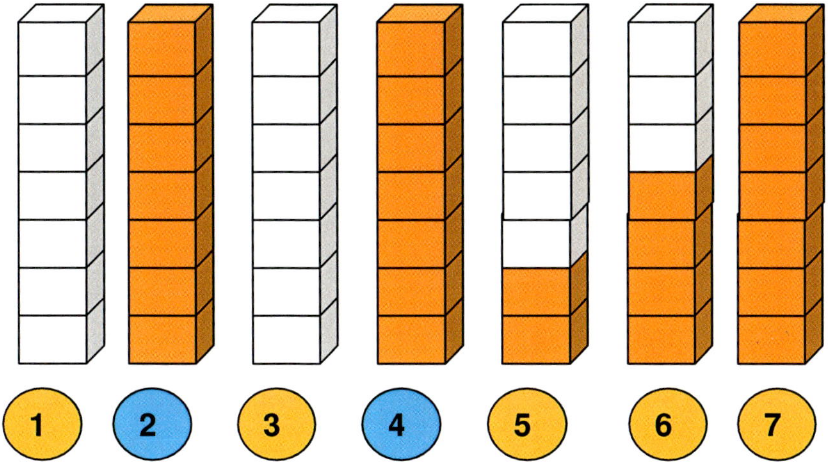

1. Dosen- und Fertiggerichte
2. Gemüse und Rohkost
3. Fastfood (Hamburger, Pizza etc.)
4. Obst
5. Fleisch
6. Fisch
7. Getreideprodukte

Bei den Getreideprodukten sei nochmals darauf hingewiesen, dass Toastbrot und Kuchen zu meiden sind und der Focus auf Vollkornprodukte und Haferflocken etc. gesetzt werden sollte!

Stellen Sie Ihre Ernährung um:

1. Nehmen Sie sich vor, nächste Woche so einzukaufen und zu essen, dass Ihre Türme diesem Optimalzustand entsprechen.

2. Kopieren Sie einfach den Optimalzustand und ***setzen Kreuze in die entsprechenden Kästchen*** der Türme. So haben Sie anhand der eingefärbten Kästchen immer das Ziel vor Augen.

3. Berücksichtigen Sie beim Einkaufen vor allem die 38 Lebensmittel, die in diesem Buch vorgestellt werden.

6.8 Das Speicherspiel – der haarsträubende Aha-Effekt!

Dieses kleine Spiel wird Ihnen deutlich machen, wie schnell Ihre Mineralstoffspeicher sich leeren! Sie spielen allein gegen Ihre Gesundheit.

Kopieren Sie das nachfolgende Spielbrett. Die sieben Speichertürme stellen unseren körpereigenen Mineralstoffspeicher dar. Die Speichertürme sind unterschiedlich hoch, da einige Rubriken täglich auf Ihrem Speiseplan stehen sollten, andere nur viermal die Woche. Fixieren Sie das kopierte Spielbrett an Ihrer Pinwand. Alles was Sie noch brauchen, sind sieben Stecknadeln.

Großzügig gehen wir mal davon aus, Sie haben sich die letzten zwei Wochen richtig gesund ernährt. Deshalb dürfen Sie jetzt mit einem gleichmäßig gefüllten Mineralstoffspeicher starten. Der Einfachheit halber ignorieren wir in diesem Spiel, dass unser Körper unterschiedliche Vitamine unterschiedlich lange speichern kann. Und los geht's:

1. ***Setzen Sie in jedem der Türme eine Stecknadel in das Feld + 2.*** Dies ist Ihre Startposition. Die Nadel zeigt in jedem Turm den derzeitigen Speicherstand an.

2. Nun haben Sie den Tag über ja auch etwas gegessen. Enthielt die Mahlzeit Lebensmittel aus den Rubriken des Spielbretts? Falls ja, dürfen Sie ***für jede Mahlzeit die Stecknadel im jeweiligen Turm ein Feld nach oben rücken.*** Enthielt die Mahlzeit Lebensmittel aus mehreren Rubriken (z. B. Kartoffeln, Fisch, Gemüse), dann rücken Sie entsprechend auch mehrere Nadeln ein Feld nach oben.

3. Da wir pro Tag für unsere Stoffwechselprozesse aber auch Mineralstoffe verbrauchen, sinkt im Laufe des Tages Ihr Speicherstand. ***Rücken Sie also immer am Abend alle Stecknadeln ein Feld nach unten.***

4. Nun treiben aber auch noch die Vitaminräuber ihr Unwesen: Spielte an diesem Tag einer der folgenden Faktoren eine Rolle, ***rücken Sie eine beliebige Nadel wieder ein Feld nach unten: Dosen- und Fertiggerichte, Fastfood, Zigaretten, Alkohol, Stress.*** Diese Faktoren sind stark säurebildend und rauben Ihnen wertvolle Reserven aus dem Speicher. Hatten Sie heute gleich zwei Vitaminräuber zu Besuch, rücken Sie auch zwei Nadeln zurück.

5. Am nächsten Tag geht es weiter mit dem Speicherstand vom Vorabend. Sie rücken wieder Nadeln in den jeweiligen Rubriken vor für Ihre Mahlzeiten, am Abend alle Nadeln ein Feld zurück für die getätigten Stoffwechselprozesse und Sie berücksichtigen Ihre persönlichen Vitaminräuber.

Am Ende der Woche ziehen Sie Bilanz: Sind wirklich alle Ihre Speicher noch im Plusbereich?
Gehen Sie davon aus, dass Ihr Körper den Speicher zuerst für lebensnotwendige Prozesse angezapft hat, nicht für die Haare. Was nach einer Woche in Ihren Speichern im Plusbereich noch übrig ist, das sind die letzten Reserven, die Ihrem Haarboden bleiben! Alles klar?

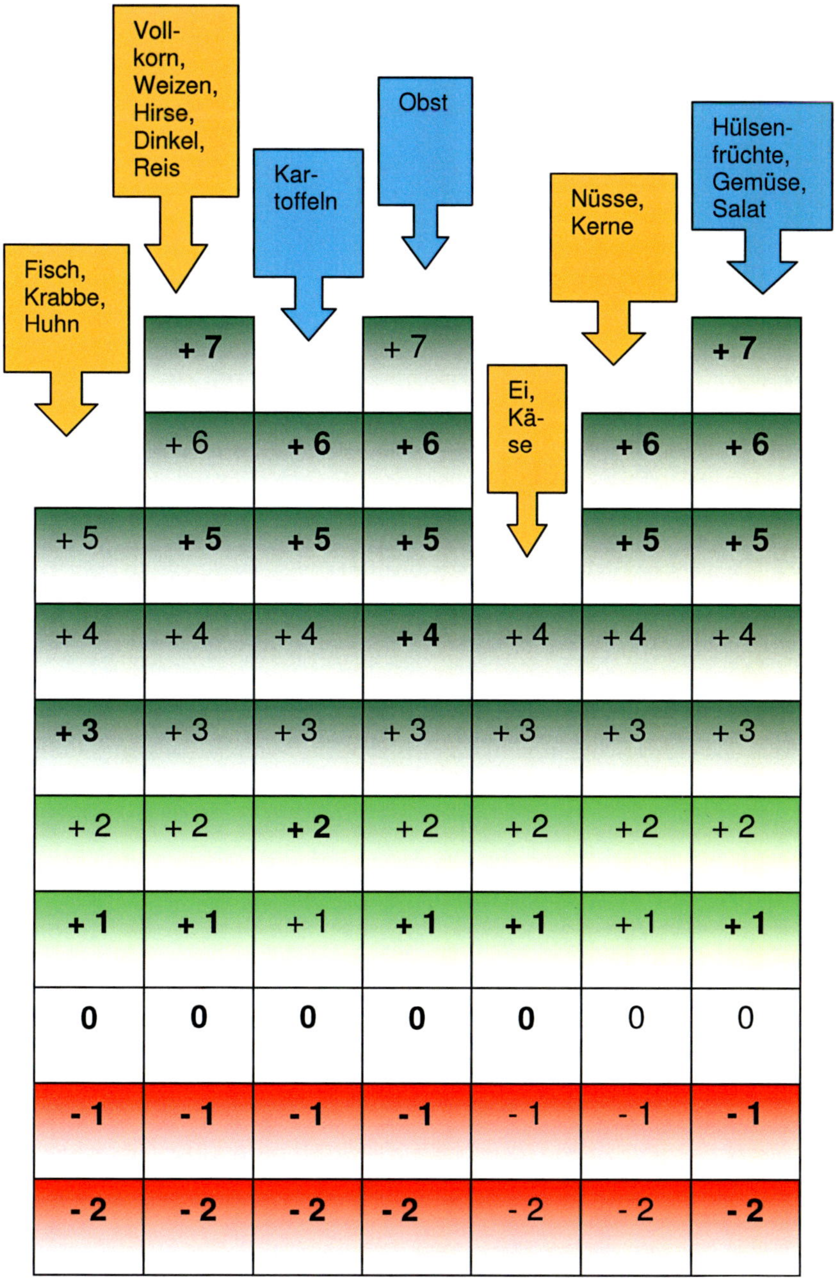

Fisch, Krabbe, Huhn
Voll-korn, Weizen, Hirse, Dinkel, Reis
Kar-toffeln
Obst
Ei, Kä-se
Nüsse, Kerne
Hülsen-früchte, Gemüse, Salat
+ 7
+ 7
+ 7
+ 6
+ 6
+ 6
+ 6
+ 6
+ 5
+ 5
+ 5
+ 5
+ 5
+ 5
+ 4
+ 4
+ 4
+ 4
+ 4
+ 4
+ 4
+ 3
+ 3
+ 3
+ 3
+ 3
+ 3
+ 3
+ 2
+ 2
+ 2
+ 2
+ 2
+ 2
+ 2
+ 1
+ 1
+ 1
+ 1
+ 1
+ 1
+ 1
0
0
0
0
0
0
0
- 1
- 1
- 1
- 1
- 1
- 1
- 1
- 2
- 2
- 2
- 2
- 2
- 2
- 2

7. Gesundheitscheck für Ernährungstipps bei Haarausfall

Nicht für jeden Menschen ist jedes Lebensmittel gut, und sei es auch noch so gesund. Bevor Sie die magischen 38 Lebensmittel in Ihre tägliche Ernährung einbauen, sollten Sie diesen Gesundheitscheck lesen und für sich beantworten. Wenn Sie an einer der nachfolgenden Krankheiten leiden, streichen Sie bitte die aufgeführten Lebensmittel aus der Liste heraus und versuchen, verstärkt andere Lebensmittel aus unserer Liste einzubauen, mit denen Sie ebenfalls die notwendigen Biostoffe abdecken.

a) Bestehen Lebensmittelallergien?
Streichen Sie die entsprechenden Lebensmittel aus unserer Liste heraus!

b) Besteht eine Gluten-Unverträglichkeit?
Streichen Sie die Getreideprodukte aus unserer Liste heraus – bis auf die Hirse, diese Getreidesorte ist glutenfrei!

c) Leiden Sie an Neurodermitis?
Streichen Sie die gesamten Rubriken Fisch, Hülsenfrüchte und Nüsse. Es gibt Hinweise, dass diese Lebensmittel weitere Schübe auslösen.

d) Leiden Sie an Osteoporose?
Streichen Sie die Rubriken Fleisch und Nüsse sowie die Lebensmittel Sojabohnen, Spinat, Rote Bete und Petersilie. Diese Lebensmittel bremsen die für Sie so wichtige Kalziumaufnahme durch Phosphate und Oxalsäure.

e) Leiden Sie an Gicht?
Streichen Sie die Rubriken Fleisch, Champignons und Hülsenfrüchte, sie enthalten reichlich Purine und können dadurch neue Gichtschübe auslösen! Da auch unsere Fische Seelachs, Makrele und Hering purinhaltig sind, empfehlen wir, auf Scholle, Zander und Seezunge auszuweichen (hiervon max. 100 g pro Tag).

f) Nehmen Sie Medikamente ein, die die Blutgerinnung verzögern sollen (z. B. bei Thrombose-Gefahr)?
Streichen Sie die Rubriken Hülsenfrüchte und Pilze sowie die Gemüsesorten Blumenkohl, Broccoli, Grünkohl und Spinat. Das reichliche Vitamin K in diesen Lebensmitteln ist an unserer Blutgerinnung beteiligt und könnte der Therapie Ihres Hausarztes in die Quere kommen!

g) Sind Sie Diabetiker?
Als Diabetiker laufen Sie ständig Gefahr übersäuert zu sein, da Ihr Stoffwechsel ständig Acetessigsäure bildet. Setzen Sie besonders auf die basischen Lebensmittel unserer Liste! Sprechen Sie aber in jedem Fall mit Ihrem Hausarzt, bevor Sie Ernährungsgewohnheiten umstellen.

h) Leiden Sie an einer Schilddrüsen-Überfunktion?
Streichen Sie die Fischrubrik aus unserer Liste. Fisch enthält Jod, was Ihre Stoffwechsellage noch mehr belasten würde. Verwenden Sie auch kein jodiertes Speise- salz. Setzen Sie vor allem auf die basischen Lebensmittel unserer Liste, um Ihren Stoffwechsel zu entlasten. Für Sie sind unsere „Basen-Kracher“ im Rezeptteil sehr gut geeignet.

i) Leiden Sie an einer Nieren-Insuffizienz?
Bei einer beginnenden Nieren-Insuffizienz wird vielen Patienten empfohlen, sich eiweiß-, kalium- und phosphatarm zu ernähren. Wenn eine Dialyse durchgeführt werden muss, wird oft eine eiweißreiche, aber weiterhin kaliumarme Kost empfohlen. Daher klären Sie bitte unbedingt mit Ihrem Hausarzt, welche der magischen 38 Lebensmittel Sie bedenkenlos verzehren dürfen!

8. Die magischen 38 Lebensmittel einzeln vorgestellt und Kochrezepte, die viel bewirken

Bühne frei für die magischen 38. Auf den nachfolgenden Seiten stellen wir Ihnen nun 38 Lebensmittel vor, die im Kampf gegen Haarausfall die absoluten Super-Stars sind. Sie sind allesamt Gewinner einer großen Talentshow, die unsere „Haarfabrik“ mit unglaublichen Fähigkeiten unterstützen. Unter allen erdenklichen Lebensmitteln haben sie sich ungeschlagen gegen jede Konkurrenz durchgesetzt. Die Jury hat sie nach unzähligen Vergleichen zur Elite aller Einkaufszettel erkoren. Dabei handelt es sich nicht um exotische Zutaten, die kein Mensch kennt, nein – sie erhalten die magischen 38 auf dem Wochenmarkt gleich um die Ecke! Diese Lebensmittel enthalten – von Mutter Natur so ausgestattet – ***hoch konzentriert*** jeweils ***mehrere Biostoffe***, die für gesunden Haarwuchs unerlässlich sind. In Zeiten von Fertiggerichten und Imbissbuden geraten diese Lebensmittel leider mehr und mehr in den Hintergrund. Aber in diesem Buch feiern sie ihr ganz großes Come-back – also, Vorhang auf für die magischen 38!

In jedem Rezept finden Sie diese Vitaminleiste, die Ihnen zeigt, mit welchen Biostoffen dieses Gericht Ihren Haarwuchs in Schwung bringt. In dieser Leiste sind die Biostoffe aller Zutaten des Gerichts zusammengefasst.

B6	C	D	Mg	Zn	Ku	Se	Bio	Fol
Fe	Ei	B12	Nia	Ess	Su	Pa	Si	Ma

Biostoff ausreichend bis reichlich vorhanden

Biostoff nur sparsam oder gar nicht vorhanden.

Viele Rezepte sind mit einem Bonus ausgestattet:

Basenkracher für Übersäuerte: ein rein basisches Gericht.

Blitzgericht für Eilige:
Zubereitungszeit max. 20 Min.

Überflieger für ganz Eifrige: Rezept deckt komplett alle 17 Biostoffe ab, die wichtig für unsere „Haarfabrik“ sind

1. Seelachs – Medizin aus dem Meer für Ihr Haar!

Als erster Kandidat betritt der Seelachs die Bühne. Er liefert uns hochwertige Eiweiße, die für unsere „Haarfabrik“ von großer Bedeutung sind. Darüber hinaus verfügt er über viel Niazin. Sie erinnern sich, Niazin gehört zu den wichtigsten „Stromanbietern“ unserer „Haarfabrik“, weil es die Energieversorgung zur Bildung von Haarkeratin unterstützt. Des Weiteren liefert Seelachs wichtige ***ungesättigte Omega-3-Fettsäuren.*** Ein Blick auf unsere große Vitamintabelle zeigt, dass er ebenfalls über ***Vitamin D, Vitamin B6*** und ***B12*** verfügt, sowie über ***Magnesium, Kupfer*** und ***Selen***. Sollte Ihr Haarausfall ***stressbedingt oder durch große psychische Belastung*** entstanden sein, sollte Seelachs unbedingt auf Ihrem Speiseplan stehen. Er enthält nicht nur wichtige Nährstoffe für gesundes Haar, sondern durch seinen Gehalt an Eiweiß, B-Vitaminen, Eisen und Jod fast alle Nährstoffe, die Balsam für die Psyche sind.

Auf der folgenden Seite finden Sie ein leckeres Rezept mit Seelachs, welches die komplette Vitaminleiste für gesundes Haar zuverlässig abdeckt.

Für hartnäckige Kochmuffel:

Vollkornbrötchen aufschneiden, untere Hälfte mit Butter bestreichen, ***Seelachs-Scheibe*** auflegen, großzügig mit ***Feldsalat*** bedecken, obere Brötchenhälfte drauf – und fertig!

Vitaminbombe aus dem Meer

Kombinationen aus Salat und Fisch ergeben ein geniales Eiweiß- und Aminosäurenprofil, das zusammen mit den Vitaminen und Mineralstoffen beider Nahrungsmittel den Haarwuchs optimal unterstützt.

Rubrik: Salat　　Bonus: Überflieger + Blitzgericht
Zubereitungszeit: 15 Min.

B6	C	D	Mg	Zn	Ku	Se	Bio	Fol
Fe	Ei	B12	Nia	Ess	Su	Pa	Si	

Zutaten für 2 Portionen

100 g Feldsalat
125 g Champignons
125 g Seelachs, geräuchert
50 g gehackte Walnüsse
Salz, Pfeffer aus der Mühle
1 TL mittelscharfer Senf
3 EL Olivenöl
2 EL naturtrüber Apfelessig

Reichen Sie als Beilage ***Vollkornbrötchen*** – dann wird dieses Gericht die absolute Powermahlzeit für Ihre „Haarfabrik"!

Zubereitung

- Salat waschen, Blätter abtropfen lassen
- Seelachs und Pilze in feine Streifen schneiden
- Zubereitung der Sauce: Essig, Öl, Senf, Salz und Pfeffer verrühren
- Feldsalat und Pilze zusammen mit dem Seelachs vermengen
- Die Sauce darüber geben und Walnusskerne untermischen

2. Makrele – wenn die Wechseljahre Ihrem Haar Kummer bereiten!

Die Makrele steht dem vorigen Kandidaten unserer Talentshow in nichts nach. Im Gegenteil, sie sollte Autogramme geben: Die ***Eiweiße*** der Makrele bestehen aus Aminosäuren, die günstig für den Aufbau des Haarkeratins sind. Makrele versorgt uns ebenfalls mit ***Niazin***. Des Weiteren kann die Makrele mit ***essenziellen Fettsäuren*** auftrumpfen, die unser Körper nicht alleine bilden kann. Diese sorgen dafür, dass unser Blut wichtige Nährstoffe besser transportieren kann. Sie sind beteiligt am Aufbau von Zellmembranen und kurbeln die zelluläre Energiegewinnung an. Die Makrele hält aber für unsere Haarfabrik noch weitere Asse im Ärmel bereit, wie ***Magnesium, Zink*** und ***Selen*** – alles begehrte Einzelteile, aus denen dann später das Haarkeratin gefertigt wird. Auch ***Eisen, Vitamin D*** und einen hohen Gehalt an ***Vitamin B12*** kann die Makrele bieten.

Sollte Ihr Haarausfall auf das Einsetzen der ***Wechseljahre*** zurückzuführen sein, sollte die Makrele zu Ihren Favoriten auf der Einkaufsliste gehören. Die Makrele liefert nicht nur viele wichtige Biostoffe für Ihren Haarwuchs, sondern darüber hinaus die ***Vitamine B2 und B5***, welche die Funktion der Nebennieren in Hinblick auf die Hormonproduktion stabilisieren.

Tipp:
Nicht in jeder Region ist frische Makrele im Fischgeschäft durchgehend verfügbar. Am besten einen Tag zuvor vorbestellen!

Brotzeit mit Makrele

Rubrik: Mini-Mahlzeit Bonus: Überflieger + Blitzgericht
Zubereitungszeit: 20 Min.

B6	C	D	Mg	Zn	Ku	Se	Bio	Fol
Fe	Ei	B12	Nia	Ess	Su	Pa	Si	

Zutaten für 4 Portionen
1 geräuchertes Makrelenfilet
1 kleine Zwiebel
3 EL frisch gepresster Zitronensaft
7 EL Mayonnaise
2 TL Schnittlauchröllchen
Pfeffer aus der Mühle
4 Scheiben Vollkornbrot

Zubereitung

- Zwiebel fein hacken
- Makrelenfilet mit einer Gabel in kleine Stücke zerteilen
- Aus dem Zitronensaft und der Mayonnaise eine glatte Creme rühren, Zwiebel und Schnittlauch untermischen. Mit Pfeffer abschmecken
- Makrelenfilet mit der Creme verrühren
- Die Brotscheiben mit der Creme bestreichen

3. Hering – wenn Eisenmangel Ihre Haare auf dem Gewissen hat!

Auch der Hering macht eine verdammt gute Figur im Scheinwerferlicht unserer Bühne: Er zaubert ***Eiweiße*** aus dem Hut, von der jede „Haarfabrik“ nur träumen kann! Sollte Ihr Haarausfall durch Eisenmangel entstanden sein, gehört der Hering mit seinem beachtlichen ***Eisen***gehalt zu Ihren Hoffnungsträgern. Eisen zählt zu den eifrigsten Lieferboten unserer „Haarfabrik“. Es ist dafür verantwortlich, dass die begehrten Einzelteile unsere Produktionsabteilung über die Blutbahn schnell und zuverlässig erreichen. Außerdem beliefert der Hering uns zuverlässig mit ***essenziellen Fettsäuren.***

Vitamin-Festival mit Hering und Roter Bete

Rubrik: Salat
Zubereitungszeit: 40 Min.

B6	C	D	Mg	Zn	Ku	Se	Bio	Fol
Fe	Ei	B12	Nia	Ess	Su	Pa	Si	Ma

Auch wenn Mayonnaise als ungesund verschrien ist, enthält sie doch viel Schwefel zum Erhalt des Haarglanzes! Wenn Sie nicht mit Übergewicht zu kämpfen haben, darf Mayonnaise dann und wann mal mit auf Ihrem Speiseplan stehen. Wenn Sie auf Ihr Gewicht achten müssen, verwenden Sie eine leichte Salatcreme.

Zutaten für 6 Portionen
5 Heringsfilets
3 frische Rote Bete, vorgegart
2 Gewürzgurken
1 Zwiebel
2 säuerliche Äpfel (z. B. Breaburn)
2 hart gekochte Eier
5 EL Mayonnaise
3 EL Sahne
ca. 1 TL weißer Pfeffer aus der Mühle
1 TL Zucker
2 Tomaten
1 Tasse Rosinen (wer Rosinen mag)

Zubereitung

- Vorgegarte Rote Bete würfeln
- Heringsfilets in dünne Streifen schneiden
- Gewürzgurken würfeln
- Zwiebeln schälen und fein hacken
- Äpfel vierteln, entkernen und mit Schale würfeln
- Eier schälen und in Scheiben schneiden
- Fisch mit der Roten Bete, Gewürzgurken, Äpfeln und Zwiebeln mischen
- Zum Schluss die Eischeiben zufügen, einige Scheiben zum Garnieren zurückbehalten
- Aus Mayonnaise, Sahne, Pfeffer und Zucker eine Sauce anrühren
- Sauce unter den Salat heben
- Rosinen untermischen
- Salat einige Stunden ziehen lassen
- Tomaten waschen, in Scheiben schneiden
- Vor dem Servieren den Salat mit den restlichen Eischeiben und Tomatenscheiben garnieren

4. Krabben – ein kleines Wunder auf der Vitaminleiste für gesundes Haar

Wie echte Popstars stürmen die Krabben unsere Hitparade. Die kleinen Meeresbewohner haben es in sich: Zu 20 % bestehen sie aus leicht verdaulichem ***Eiweiß*** – optimal für unsere „Haarfabrik". Sie haben schon gelernt, dass Eiweiß der wichtigste Baustein für den Aufbau des Haarkeratins ist. Es bildet das Gerüst der Zellen und ist am Wachstum, der Reparatur und der Neubildung von Zellen beteiligt. Ohne Eiweiß hätten Sie kein einziges Haar auf dem Kopf!

Krabben enthalten außerdem wertvolle ***Omega-3-Fettsäuren***. Auf der Vitaminleiste unschwer zu erkennen, Krabben enthalten fast alle Nährstoffe, die für gesundes Haar wichtig sind! Von ***Magnesium, Zink, Kupfer*** und ***Eisen*** bis zu ***Selen*** enthalten sie alle Mineralstoffe und Spurenelemente in reichlichen Mengen. Und für unsere Haare das absolute Highlight: Krabben enthalten ***Biotin***, und das nicht zu knapp.

Wer sich allerdings um seinen Cholesterinspiegel Sorgen macht, sollte Krabben nicht zu oft auf den Speiseplan setzen. Gichtkranke sollten Krabben wegen ihres hohen Puringehalts meiden (siehe Kapitel Gesundheits-Check).

Garnelenzauber für gesundes Haar

Rubrik: Mini-Mahlzeit Bonus: Überflieger + Blitzgericht
Zubereitungszeit: 20 Min.

B6	C	D	Mg	Zn	Ku	Se	Bio	Fol
Fe	Ei	B12	Nia	Ess	Su	Pa	Si	

Zutaten für 2 Portionen
24 gereinigte Garnelen (aus der Schale bereits herausgelöst und entdarmt)
100 g Champignons
2 EL frisch gepresster Zitronensaft
Salz und weißer Pfeffer aus der Mühle
1 Prise Zucker
50 g Mayonnaise
2 Handvoll Feldsalat
100 g frische Erbsen (alternativ tiefgefrorene Erbsen)

Zubereitung
- Champignons waschen, in feine Scheiben schneiden
- Zitronensaft, Salz, Pfeffer, Zucker und Mayonnaise zusammen verrühren
- Feldsalat waschen, Wurzeln entfernen und zerpflücken
- Garnelen zusammen mit den Erbsen, dem Feldsalat und der Sauce unter die Champignons mischen. Sofort frisch servieren!

5. Huhn – bei Zinkmangel zu empfehlen!

Als nächster Star rauscht das Huhn auf die Bühne. Denn Hähnchenfleisch liefert uns wertvolles Eiweiß und enthält wenig Fett. Nicht zu verachten ist der sehr hohe Gehalt an ***Vitamin B6*** – gut zu wissen für Frauen, die die Pille nehmen, denn ihr Bedarf an Vitamin B6 ist deutlich erhöht. Hähnchenfleisch enthält außerdem viel ***Zink.*** Wie Sie schon gelernt haben, ist Zink nicht nur eines der begehrten Einzelteile in der Haarfabrik, es gehört auch zu den Facharbeitern, die für Zellwachstum und Zellteilung sorgen. Sollte anhand eines Blutbildes Zinkmangel bei Ihnen festgestellt worden sein, kann dies sehr wohl die Ursache für Ihren Haarausfall sein. Dann sollte Hähnchenfleisch unbedingt regelmäßig auf Ihrem Speiseplan stehen.

Geflügelsalat „Energy"

. . . enthält viel Niazin und setzt Ihre „Haarfabrik" mächtig unter Strom!

Rubrik: Salat Bonus: Überflieger

Zubereitungszeit: 25 Min.

B6	C	D	Mg	Zn	Ku	Se	Bio	Fol
Fe	Ei	B12	Nia	Ess	Su	Pa	Si	Zi

Zutaten für 2 Portionen

100 g Hähnchenbrustfilet
150 ml Gemüsebrühe (Instant aus dem Reformhaus)
1 Lorbeerblatt
3 Pfefferkörner
1 Orange
150 g Champignons
100 g Staudensellerie
2 TL gehackte Walnüsse
150 g Vollmilchjoghurt (3,5 % Fett)
Curry
Salz, Pfeffer aus der Mühle

Zubereitung

- Hähnchenbrustfilet waschen, trockentupfen, in mundgerechte Stücke schneiden
- Gemüsebrühe mit Lorbeerblatt und Pfefferkörnern aufkochen
- Hähnchenfleischstücke hinzugeben und bei geringer Hitze ca. 15 Min. garen, anschließend das Fleisch herausnehmen und abkühlen lassen
- Orange in einzelne Filets zerteilen und den Saft auffangen
- Champignons waschen und in dünne Scheiben schneiden
- Staudensellerie waschen und in Scheiben schneiden
- Fleischstücke, Orangenfilets, Champignonscheiben und Selleriescheiben mit den zerhackten Walnüssen mischen
- Joghurt mit dem Orangensaft und den Gewürzen verrühren und über den Salat geben, etwas durchziehen lassen

6. Vollkornbrot – toppt das beliebte Toastbrot um Längen!

Hochverehrtes Publikum, begrüßen Sie unseren nächsten Superstar in der Talentshow „Vitamine kontra Haarausfall“, das Vollkornbrot! Es enthält doppelt so viel ***Niazin***, ***Eisen*** und ***Zink*** wie Toastbrot. Der ***Folsäure-Wert*** ist sogar viermal so hoch.
Vollkornbrot versorgt uns zuverlässig mit ***Magnesium***, Stresskiller einerseits und begehrtes Einzelteil für die Haarproduktion andererseits. Darüber hinaus gehört Magnesium auch zu den „Stromanbietern“ unserer „Haarfabrik“. Wer unter Haarausfall leidet, kommt an Magnesium gar nicht vorbei!

Das Vollkornbrot hat noch einen entscheidenden Geheimtipp parat: Kombiniert mit einem Erbsengericht wird es zur effektiven Eiweißbombe für unsere „Haarfabrik“!

Außerdem ist Vollkornbrot leicht basisch – im Gegensatz zum Toastbrot. Wer also seinen Haaren etwas Gutes tun möchte, sollte schleunigst umsatteln von Toast auf Vollkorn. Wer auf das morgendliche Brötchen nicht verzichten möchte, bringt eben leckere Vollkornbrötchen auf den Tisch. Wetten, dass das hier aufgeführte Rezept Ihnen diese Entscheidung erleichtert?

Sinneswandel
Verbannen Sie ab sofort Weißbrot aus Ihrer Küche und ersetzen es konsequent durch ***Vollkornbrot*** – Ihre „Haarfabrik“ wird erleichtert aufatmen!

Vollkorn-Lachs-Burger

Rubrik: Mini-Mahlzeit Bonus: Blitzgericht
Zubereitungszeit: 12 Min.

B6	C	D	Mg	Zn	Ku	Se	Bio	Fol
Fe	Ei	B12	Nia	Ess	Su	Pa	Si	

Zutaten für 4 Portionen

4 EL Mayonnaise (wer auf sein Gewicht achten muss, verwendet leichte Salatcreme)
2 EL Vollmichjoghurt
½ TL körniger Dijon-Senf
Jodsalz
Pfeffer aus der Mühle
½ Bund Dill
4 Handvoll Feldsalat
4 Vollkornbrötchen
8 kleine Scheiben geräucherter Seelachs, ca. 150 g

Zubereitung

- Mayonnaise mit dem Vollmilchjoghurt und dem Senf verrühren, mit Salz und Pfeffer nach Belieben würzen
- Dill waschen, trockentupfen, klein hacken und unter die Salatcreme rühren
- Feldsalat waschen, Wurzeln abschneiden, trockentupfen
- Brötchen aufschneiden, beide Hälften mit der Creme bestreichen. Beide Hälften mit Salat und eine Hälfte mit Seelachs belegen, Brötchenhälften zusammenklappen

7. Haferflocken – helfen jedem Kochmuffel aus der Patsche!

Sie schreien nach Zugabe? Hier kommt sie – ganz locker und flockig. Warum gehören Haferflocken zu unseren Favoriten im Kampf gegen Haarausfall?

Hafer bietet von allen Getreidesorten am meisten Eiweiß – und nicht nur das:

Wer morgens Haferflocken mit Milch auf den Tisch bringt, deckt alle essentiellen Aminosäuren ab – zur großen Freude unserer „Haarfabrik". Denn diese beiden Lebensmittel ergänzen sich optimal in Bezug auf unsere Eiweißverwertung. Darüber hinaus enthält Hafer viel Magnesium. Wer stressigen Zeiten entgegen blickt, ist mit Haferflocken gut bedient: Zum einen bieten sie mit ihrem Gehalt an Eiweiß und Magnesium als Doppeldecker dem Stress Paroli und kurbeln die „Haarfabrik" an. Zum anderen ist ein Frühstück aus Haferflocken superschnell zubereitet, so dass auch Kochmuffel hier keine Ausrede mehr haben!

Für hartnäckige Kochmuffel:
einfach ***Haferflocken*** mit Milch anrühren, 1 TL Honig zugeben und Obst nach Wahl klein geschnitten hinzufügen.

Flocken-Müsli mit Banane
. . . besonders reich an Magnesium

Rubrik: Snack Bonus: Blitzgericht
Zubereitungszeit: 5 Min.

B6	C	D	Mg	Zn	Ku	Se	Bio	Fol
Fe	Ei	B12	Nia	Ess	Su	Pa	Si	Try

Zutaten für 1 Portion
4 EL kernige Haferflocken
2 EL gehackte Walnusskerne
1 EL Weizenkeime (fertig aus dem Reformhaus)
1 kleine Banane
150 g Vollmilchjoghurt
1 TL Honig

Zubereitung
- Haferflocken, Walnüsse und Weizenkeime vermischen
- Banane klein schneiden und zur Müslimischung geben
- Vollmilchjoghurt mit dem Müsli verrühren, den Honig darüber träufeln

8. Weizenkeime – Goldmedaille für Magnesium und Eisen!

Würden Weizenkeime an den olympischen Spielen teilnehmen, sie würden in den Disziplinen Magnesium und Eisen glatt die Goldmedaille gewinnen. Auch über wertvolle ***essenzielle Fettsäuren*** und reichlich ***Silizium*** *verfügen sie.*

Wie werden aus Körnern Keime?

Die Weizenkörner 2– 3 Tage keimen lassen: Ein Glas mit Schraubverschluss mit 100 g Weizenkörnern auffüllen und mit reichlich Wasser durchspülen. Wasser wieder komplett abgießen und das Glas mit dem Schraubdeckel verschließen. Am besten auf das Fensterbrett stellen. Idealerweise morgens und abends das Glas mit Wasser auffüllen, durchspülen und Wasser wieder komplett abgießen.

Drei wichtige Regeln für Ihre Sprossenzucht:

- Alle Saaten verlieren ihren Nährwert, wenn die angegebene Keimdauer stark überschritten wird. Einige werden sogar ungenießbar.
- Spülen Sie die Körner/Sprossen regelmäßig wie oben angegeben.
- Stellen Sie das Glas oder die Keimbox nicht in die pralle Sonne!

Beachten Sie bitte, dass jede Samensorte (z. B. Sesam etc.) eine individuelle Keimdauer hat. Bitte jeweilige Keimtabelle beachten!

Der eine oder andere aus der Dosengericht- und Fastfood-Fraktion nörgelt jetzt vielleicht „Ist mir viel zu viel Aufwand!“ und überlegt schon fieberhaft, wie er sich an der ganzen Körner- und Keim-Abteilung vorbeimogeln kann. Alles was neu ist, wirkt erst einmal anstrengend. Aber wenn Sie Ihre alten Gewohnheiten beibehalten, wird sich für Ihre Haarfabrik nichts ändern! Und ändern wollen Sie schließlich was, sonst wären Sie in diesem Buch gar nicht bis zu diesem Kapitel vorgedrungen. Und wenn Sie sich das obige Textfeld noch einmal in Ruhe durchlesen, kommen Sie unweigerlich zu dem Schluss: sooo kompliziert ist das alles gar nicht. Mit einem ausrangierten Marmeladenglas sind Sie schon dabei!

Möhrensalat mit Weizenkeimen

Rubrik: Salat
Zubereitungszeit: 10 Min., Keimdauer für Weizenkeime und Sonnenblumenkeime 2–3Tage wie zuvor beschrieben

B6	C	D	Mg	Zn	Ku	Se	Bio	Fol
Fe	Ei	B12	Nia	Ess	Su	Pa	Si	Zi

Zutaten für 2 Portionen
2 Tassen geraspelte Möhren
2 Tassen Weizenkeime
1 Tasse Sonnenblumenkeime
½ Tasse Cranberrys

Für die Sauce:
1 Tasse frisch gepresster Orangensaft
1 EL frisch gepresster Zitronensaft
3 EL Weizenkeimöl
1 EL Wildblütenhonig
1 TL Zimt (nach Belieben)

Zubereitung

- Möhren waschen und klein raspeln
- Weizenkeime und Sonnenblumenkeime gut abspülen, auf Küchenpapier abtropfen lassen
- Weizenkeime, Sonnenblumenkeime, Möhren und Cranberrys in einer Schüssel vermengen
- Für die Salatsauce: Orangensaft mit den angegebenen Zutaten verrühren und unter den Salat mischen

9. Hirse – die Silizium-Bombe!

In unserer Talentshow sorgt die Hirse mit ihrem Auftritt für standing ovations. Sie fragen warum? Hirse steht in Bezug auf Eisen ganz oben auf der Hitliste der pflanzlichen Lebensmittel. Sie schüttelt aber noch weitere Trümpfe aus dem Ärmel: viel ***Magnesium*** und reichlich ***Vitamin B6***. Einen Extra-Applaus verdient Hirse aber wegen ihres hohen Gehalts an ***Silizium***, unentbehrlich für gesundes Haar. Hirse aktiviert den Silizium-Haushalt im gesamten Organismus. Silizium aktiviert den Zellaufbau und den Zellstoffwechsel und verlangsamt bestehenden Haarausfall. Sollten Sie derzeit besonders viele Haare pro Tag verlieren, sollte Hirse eine Zeit lang täglich Ihren Speiseplan bereichern, um Ihrem Körper viel Silizium auf natürlichem Wege zuzuführen.

Hirse sollte immer geröstet oder gekocht verwendet werden, damit unser Körper die Mineralstoffe vollständig verwerten kann. Sie können Hirse auch keimen lassen, auch dann werden die Mineralstoffe gut aufgenommen.

Silizium-Wunder mit Hirse und Erbsen
. . . dieses Gericht ist besonders reich an Silizium und vor allem dann interessant, wenn Sie gerade akut Haare verlieren.

Rubrik: Mini-Mahlzeit
Zubereitungszeit: 15 Min., Quellzeit: 40 Min.

B6	C	D	Mg	Zn	Ku	Se	Bio	Fol
Fe	Ei	B12	Nia	Ess	Su	Pa	Si	Ma

Zutaten für 2 Portionen
250 g Hirsekörner (Goldhirse)
500 ml Wasser (für die Hirse) + 250 ml Wasser (für die Erbsen)
1 TL Gemüsebrühe (Instant Reformhaus)
etwas Meersalz
1 EL Weizenkeimöl
250 g frische oder tiefgekühlte Erbsen
1 Bund frische Petersilie

Zubereitung
- Hirsekörner zuerst mit kaltem Wasser, dann mit heißem Wasser waschen. Im Anschluss mit 500 ml Wasser und dem Weizenkeimöl zum Kochen bringen und bissfest (ca. 25 Min.) bei schwacher Hitze quellen lassen. Zum Ende der Garzeit Salz zugeben
- Körner ab und zu mit einer Gabel lockern
- 250 ml Wasser für die Erbsen zum Kochen bringen, den TL Gemüsebrühe zufügen
- Erbsen in die Gemüsebrühe geben und 5 Min. bissfest garen. Zum Schluss die Erbsen mit klein geschnittener Petersilie vermengen und zu der Hirse geben.

Knackiges Möhrenmüsli

Rubrik: Mini-Mahlzeit
Zubereitungszeit: 25 Min.

B6	C	D	Mg	Zn	Ku	Se	Bio	Fol
Fe	Ei	B12	Nia	Ess	Su	Pa	Si	Zi

Zutaten für 2 Portionen
2 mittelgroße Möhren
100 g Hirseflocken (Reformhaus)
½ Tasse frisch gepresster Orangensaft
1 süßer Apfel
200 ml Wasser zum Kochen der Hirseflocken

Zubereitung

- Hirseflocken in das kochende Wasser geben
- 20 Min. quellen lassen, Topf vom Herd nehmen
- Möhren klein raspeln und untermengen
- Apfel klein hobeln, mit dem Orangensaft vermengen und mit dem Brei verrühren

10. Dinkel – punktet mit Silizium!

Ein brillanter Kandidat, dem heutzutage nur noch wenig Beachtung geschenkt wird, aber auf unserer Bühne sein ganz großes Come-back feiert! Dinkel kann mit wertvollen ***Eiweiß***-Strukturen in Form von essenziellen Aminosäuren aufwarten. Ebenso sind ***Eisen, Magnesium*** und ***Zink*** reichlich vorhanden. Auch was den Gehalt an ***Silizium*** betrifft, kann Dinkel richtig punkten.

Rendez-vous mit Dinkel

Rubrik: Mini-Mahlzeit
Einweichzeit über Nacht, Zubereitungszeit 10 Min.

B6	C	D	Mg	Zn	Ku	Se	Bio	Fol
Fe	Ei	B12	Nia	Ess	Su	Pa	Si	Try

Zutaten für 2 Portionen
8 EL Dinkelkörner (Reformhaus)
1 große Banane
1 großer Apfel
4 EL Schmand
etwas Honig zum Süßen

Zubereitung

- Dinkelkörner über Nacht in warmem Wasser einweichen, Wasser am nächsten Morgen abgießen, Dinkelkörner in der Küchenmaschine grob hacken, im Anschluss mit etwas Honig überträufeln und untermengen
- Schmand unter die Dinkelkörner heben
- Banane schälen, in dünne Scheiben schneiden. Apfel vierteln, entkernen, mit Schale ebenfalls klein schneiden, mit den Bananenscheiben unter die Dinkelmasse heben.

11. Erbsen – Wunderpillen gegen Haarausfall

Applaus für die Erbsen, denn sie haben es verdient! Sie sind bei Haarausfall wahre Wunderpillen, und das ganz ohne Nebenwirkungen. Ihre Proteine sind für den Aufbau des Haarkeratins so wertvoll, dass Ihre „Haarfabrik“ erleichtert aufseufzen wird, sobald Erbsen auf Ihren Tisch kommen. Auch Zink, Kupfer und Eisen enthalten sie in hoher Konzentration. Ebenso liefern Erbsen uns den „Stromanbieter“ Niazin. Auch die Zusammenarbeit von Magnesium und Nukleinsäuren macht die Erbse zur Wunderpille. Die Pflanzenzellen in der heranreifenden Erbse teilen sich rasant schnell und sorgen so für eine hohe Konzentration an Nukleinsäuren. Die Nukleinsäuren haben den Effekt eines Jungbrunnens für unsere Körperzellen: Sie spielen eine wichtige Rolle bei der Zellteilung und -reparatur. Wir müssen diese Nukleinsäuren über die Nahrung zuführen. Nukleinsäuren bestehen aus Nukleotiden. Diese werden mit Hilfe von Magnesium aus der verzehrten Nahrung aufgenommen. Erbsen sollten bei Haarausfall mindestens zweimal wöchentlich auf dem Speiseplan stehen. Nur Gicht-Patienten müssen diese Wunderpillen leider meiden (siehe Kapitel Gesundheitscheck).

Sollte Ihr Haarausfall ***stressbedingt oder durch große psychische Belastung*** entstanden sein, sollten Sie Erbsen zu Ihrer neuen Lieblingsspeise erklären. Sie enthalten nicht nur wichtige Nährstoffe für gesundes Haar, sondern durch ihren Gehalt an Eiweiß, B-Vitaminen, Eisen und Magnesium fast alle Nährstoffe, die wichtig für eine ausgeglichene Psyche sind. Dadurch werden sie zu einem wertvollen „Doppeldecker“ gegen Haarverlust durch Stress.

Wenn Sie zu Ihrem Erbsengericht ein Vollkornbrötchen essen, werten Sie Ihre Mahlzeit noch einmal richtig auf, sie wird in dieser Kombination zur knackigen Eiweißbombe für gesunden Haarwuchs.

Bitte verwenden Sie nur frische oder tiefgefrorene Erbsen – aber bitte keine Erbsen aus der Dose! Dosengemüse enthält kaum noch Nährstoffe und wird Ihrem Haar nicht auf die Sprünge helfen.

Saison für Erbsen

Jan	Feb	Mrz	Apr	Mai	Jun	Jul	Aug	Sep	Okt	Nov	Dez
					■	■	■				

Für hartnäckige Kochmuffel:
Ein Paket tiefgekühlte ***Erbsen*** nach Packungsbeilage aufwärmen, eine Scheibe Kräuterbutter und klein geschnittene ***Petersilie*** darüber geben – fertig!

Erbsenkreation „beautiful hair“

. . . enthält viel Biotin, dem Schönheitsvitamin für Ihr Haar

Rubrik: Hauptgericht Bonus: Blitzgericht
Zubereitungszeit: 20 Min.

B6	C	D	Mg	Zn	Ku	Se	Bio	Fol
Fe	Ei	B12	Nia	Ess	Su	Pa	Si	Zi

Zutaten für 2 Portionen
400 g frische Erbsen (alternativ tiefgekühlte Erbsen)
200 g Champignons
1 Apfel
1 Zwiebel
2 EL gehackte Minze
2 ½ EL Zitronensaft
1 ½ TL Honig
6 EL Schlagsahne
3 EL Speiseöl
Meersalz aus der Mühle

Zubereitung

- Erbsen in etwas Salzwasser ca. 5 Min. garen, durch ein Sieb abtropfen lassen
- Champignons putzen und in Scheiben schneiden
- In der Pfanne das Speiseöl erhitzen, die Champignons darin etwa 4 Min. anbraten
- Apfel waschen, vierteln, entkernen und würfeln
- Zwiebel schälen und in kleine Würfel schneiden
- Apfel, Zwiebel und Erbsen zu den Pilzen in die Pfanne geben und alles zusammen noch ca. 1 Min. dünsten lassen

- Gehackte Minze unter die anderen Zutaten rühren
- Für das Dressing den Zitronensaft mit dem Honig und der Schlagsahne verrühren, salzen und über die Zutaten in der Pfanne geben

Dazu Vollkornbrötchen servieren! Erbsen und Vollkornbrot zusammen bieten ein optimales Aminosäurenprofil für Ihre „Haarfabrik“.

12. Linsen – wenn Sie im Stress Ihre Haare lassen

Was in aller Welt macht die Winzlinge so begehrenswert? Linsen bieten viel ***Eiweiß*** und wenig Fett. Ein Viertel des Eiweißes besteht aus hochwertigen essenziellen Aminosäuren. Wer nicht so viel Fleisch essen möchte, findet in den Linsen eine ernst zu nehmende Alternative! Erwähnenswert sind die Mengen an ***Folsäure, Panthothensäure, Niazin*** und ***Vitamin B6***.Vitamin B6 ist unser fleißigster Lieferbote in der Haarfabrik. Wir benötigen es für die Blut- und Sauerstoffversorgung der Haarpapillen. Darüber hinaus sorgt es als Stromanbieter für die Energieversorgung der „Haarfabrik“. Und erinnern Sie sich? Vitamin B6 spielt eine wichtige Schlüsselrolle bei der Eiweißverdauung. Linsen enthalten nicht nur die Vitamine, die für gesundes Haar wichtig sind. Sie enthalten zusätzlich auch die Vitamine und Spurenelemente, die unser Körper bei Dauer-Stress dringend benötigt (wie z. B. Vitamin B1 und B2 sowie ganz viel ***Eisen***). Sollte Ihr Haarverlust also auf Stress zurückzuführen sein, sollten Sie mit unserem Linsen-Gericht ganz schnell Freundschaft schließen.

Linsensalat Provence

Rubrik: Salat
Zubereitungszeit: 20 Min. plus Einweichzeit über Nacht

B6	C	D	Mg	Zn	Ku	Se	Bio	Fol
Fe	Ei	B12	Nia	Ess	Su	Pa	Si	Zi

Zutaten für 4 Portionen
250 g getrocknete rote Linsen (Reformhaus)
750 ml Gemüsebrühe (Reformhaus – möglichst mit wenig Meersalz und viel Gemüseanteil)
je 1 rote und gelbe Paprikaschote
2 Tomaten
1 Zwiebel
1 Bund frische Kräuter der Provence (Rosmarin, Oregano, Basilikum, Thymian, Salbei)
100 ml frisch gepressten Zitronensaft
6 EL Olivenöl
Meersalz, Pfeffer aus der Mühle

Zubereitung
- Linsen in der Gemüsebrühe nach Packungsbeilage kochen, nach der Garzeit abgießen und beiseite stellen
- Paprikaschoten waschen, entkernen und in Würfel schneiden. Tomaten waschen und in Würfel schneiden
- Zwiebeln schälen und fein hacken, Kräuter waschen und fein hacken.
- Linsen mit den übrigen Zutaten mischen
- Kräuter mit Zitronensaft, Öl, Salz und Pfeffer abschmecken, über den Salat geben
- Alles gut vermengen, vor dem Servieren noch eine Stunde durchziehen lassen

13. Sojabohnen – ganz oben auf dem Siegertreppchen

Sojabohnen sind der absolute Sieger unter den magischen 38! Sie enthalten fast alle Nährstoffe, die für gesundes Haarwachstum wichtig sind. Die Sojabohne beliefert uns mit hochwertigem ***Eiweiß*** und im Gegensatz zu tierischem Eiweiß enthält es keine zugefügten Hormone.

Die Sojabohne enthält das wichtige ***Vitamin B6***, welches nicht nur wichtig ist für die Blut- und Sauerstoffversorgung der Haarwurzeln, sondern auch ein Schlüsselvitamin für den Eiweiß-Stoffwechsel darstellt. Vitamin B6 ist vergleichbar mit einem Handwerksmeister, der dafür sorgt, dass die Eiweiße aus der Nahrung für unsere „Haarfabrik" korrekt umgebaut werden. Das reichlich vorhandene Niazin ist unerlässlich für die Energieversorgung bei der Bildung von Haarkeratin. An Mineralien kann die Sojabohne mit reichlich ***Eisen*** und ***Magnesium*** auftrumpfen, welches für die Blut- und Sauerstoffversorgung der Haarwurzeln wichtig ist. Das ***Kupfer*** der Sojabohne sorgt dafür, dass das Eisen wirklich der Blutbildung zugeführt wird. Kupfer ist ebenfalls wichtig für den Aufbau des Haarkeratins und unterstützt den Farbstoffwechsel unserer Haare. Weiterhin enthält die Sojabohne ***Selen*** und ***Zink***, beides wichtige Bestandteile für den Aufbau des Haarkeratins. Auch Panthothensäure finden wir in der Sojabohne, die unsere Zellteilung ankurbelt und somit das Wachstum unserer Haare unterstützt.

Bringen Sie Sojabohnen zusammen mit Naturreis auf den Teller, schalten Sie eine effektive Eiweißbombe scharf:

Hier treffen Aminosäurestrukturen aufeinander, die sich für unsere „Haarfabrik" optimal zusammenfügen.

Allerdings müssen wir als strenge Jury der Sojabohne zwei Minuspunkte anhängen: Sie ist säurebildend und enthält Phytinsäure. Diese geht mit dem Zink eine ungünstige Bindung ein, so dass die Aufnahme des Zinks über den Darm gestört wird. Daher sollten Sie Sojabohnen immer mit anderen mineral-stoffhaltigen und basischen Lebensmitteln (wie z. B. Kartoffeln) kombinieren.

Das vielerorts angebotene Sojafleisch ist allerdings eine absolute Mogelpackung: Industrieherstellung pur – ohne nennenswerte Nährstoffe!

Sollten Sie an Gicht leiden, müssen Sie aufgrund der Purine leider auf den Spitzenreiter Sojabohne verzichten und auf andere Lebensmittel der magischen 38 zurückgreifen (siehe Kapitel Gesundheitscheck).

Tipp:
Nicht jeder Supermarkt führt Sojabohnen. Am besten erhalten Sie diese wertvollen Hülsenfrüchte im Biomarkt, Asia-Shop oder im türkischen Gemüseladen!

Kaleidoskop mit Sojabohnen

. . . die geballte Ladung an Vitamin B6 dieses Rezeptes sorgt dafür, dass die neu formierten Eiweiß-Strukturen zu Ihren Haarwurzeln gelangen.

Rubrik: Suppe
Zubereitungszeit: 45 Min.

B6	C	D	Mg	Zn	Ku	Se	Bio	Fol
Fe	Ei	B12	Nia	Ess	Su	Pa	Si	

Zutaten für 4 Portionen

300 g Sojabohnen (Reformhaus)
300 g Möhren
300 g Kartoffeln
300 g Tomaten
1 ½ L Gemüsebrühe (Instant Reformhaus)
1 EL Olivenöl
2 Zwiebeln
2 Knoblauchzehen
Salz, Pfeffer aus der Mühle

Zubereitung

- Sojabohnen nach Packungsbeilage in der Gemüsebrühe garen
- Zwiebeln und Knoblauchzehen schälen, fein schneiden und in einer hohen Pfanne im Olivenöl dünsten
- Kartoffeln waschen, schälen, klein würfeln
- Möhren waschen und würfeln. Tomaten waschen, aushöhlen, das Innenleben entsorgen, Tomaten würfeln
- Kartoffeln und Möhren mit in die Pfanne geben, 10 Min. braten, die gewürfelten Tomaten dazugeben
- Gemüse weitere 10 Min. garen, zu den Sojabohnen in die Gemüsebrühe geben, mit Salz und Pfeffer würzen

14. Champignons – haben einiges zu bieten!

Auch die Champignons überzeugen die Jury unserer Talentshow mit ihren außergewöhnlichen Fähigkeiten. Sie gehören zu den wenigen pflanzlichen Lebensmitteln, die reichlich Vitamin D enthalten. Wir erinnern uns, Vitamin D brauchen wir für die Zellteilung und –differenzierung. Außerdem setzt es die „Haarfabrik“ unter Strom, ist also an der Energieversorgung beteiligt, die wir für die Bildung von Haarkeratin benötigen. Ebenso können die Pilze stolz Vitamin B6, Folsäure, Panthothensäure und Niazin vorweisen. Eisen und Kupfer sind ebenfalls im Repertoire dieser Pilzsorte enthalten.

Saison für Champignons

Jan	Feb	Mrz	Apr	Mai	Jun	Jul	Aug	Sep	Okt	Nov	Dez

Schicht-Champignons mit Walnüssen

Rubrik: Mini-Mahlzeit Bonus: Blitzgericht
Zubereitungszeit: 15 Min.

B6	C	D	Mg	Zn	Ku	Se	Bio	Fol
Fe	Ei	B12	Nia	Ess	Su	Pa	Si	Ma

Zutaten für 1 Portion

100 g Champignons
3 EL fein gehackte Petersilie
2 EL Walnusskerne
3 EL Walnussöl
3 EL naturtrüber Apfelessig
1 Prise Zucker
Meersalz, Pfeffer aus der Mühle

Zubereitung

- Champignons putzen, in dünne Scheiben schneiden und auf einem Teller zwei Schichten auslegen
- Aus Öl, Essig und Petersilie eine Marinade anrühren
- Mit Zucker, Salz und Pfeffer abschmecken
- Marinade gleichmäßig über die Pilze verteilen
- Die Walnusskerne klein hacken und darüber streuen

15. Naturreis – wertvolle Schale!

Auch dieser Kandidat erhält Bestnoten von der Jury. Naturreis hat im Kampf gegen Haarausfall einiges zu bieten. Wichtig zu wissen ist, dass sich die Biostoffe in der Silberhaut befinden. Polierter Reis wurde bereits all seiner Biostoffe beraubt. Deshalb sollten Sie in jedem Fall Naturreis kaufen, wenn Sie Ihrer „Haarfabrik" Gutes tun wollen. Sein ***Eiweiß***-Gehalt ist zwar nicht so hoch wie bei anderen Getreidesorten, aber es ist reich an essenziellen Aminosäuren – den Eiweiß-Bausteinen, die der Körper nicht selbst herstellen kann. Kombinieren Sie Naturreis mit Hülsenfrüchten, wird Ihre Mahlzeit zur Geheimwaffe: Es treffen Aminosäurestrukturen aufeinander, die unsere „Haarfabrik" dringend benötigt und Ihr Mittagessen wird zur Eiweißbombe.

Naturreis enthält ***Selen*** und ***Zink***, beides unentbehrliche Einzelteile in der Produktion des Haarkeratins. Selen hat eine entgiftende Wirkung und sorgt indirekt dafür, dass die wertvollen Mineralstoffe des Haarbodens nicht angezapft werden müssen, um Säuren und Gifte zu neutralisieren. Auch ***Niazin*** ist in Reis üppig enthalten, welches die Energieversorgung für die Bildung von Haarkeratin gewährleistet.

Reispfanne „Rapunzel“

Rubrik: Hauptgericht
Zubereitungszeit: 30 Min.

B6	C	D	Mg	Zn	Ku	Se	Bio	Fol
Fe	Ei	B12	Nia	Ess	Su	Pa	Si	

Zutaten für 2 Portionen
100 g Vollkornreis
1 große Möhre
1 kleiner Blumenkohl
1 TL Keimöl
1 Schalotte
1 Mango
500 ml Gemüsebrühe
Curry, Meersalz
Rosinen nach Belieben

Zubereitung

- Den Vollkornreis nach Packungsbeilage zubereiten
- Die Möhre putzen, in dünne Scheiben schneiden
- Den Blumenkohl waschen, in einzelne Röschen zerteilen und in der Gemüsebrühe etwa 10 Min. bissfest garen
- Die Schalotte im Keimöl andünsten, Möhrenscheiben zugeben, bissfest garen
- Die Mango schälen und in kleine Stücke schneiden
- Blumenkohlröschen und die gewürfelte Mango zugeben, alles vermengen
- Reis unterrühren
- Mit Curry und Salz würzen. Wer Rosinen mag, mischt zum Schluss noch eine Handvoll Rosinen darunter

16. Kartoffeln – wenn Sie akut reichlich Haare lassen!

Sollten Sie gerade büschelweise Haare verlieren, dann sollten Sie die gelben Knollen um Autogramme bitten und viele Kartoffelgerichte in Kombination mit Petersilie essen. Kartoffeln (wie auch Petersilie) enthalten überdurchschnittlich viel ***Silizium***. Es ist mittlerweile erwiesen, dass Silizium bestehenden Haarausfall verlangsamt.
Kartoffeln können im Magen Säure binden und eignen sich hervorragend, das Säure-Basen-Gleichgewicht wiederherzustellen. Wer also befürchtet, dass die Ernährung der Vergangenheit zu einer handfesten Übersäuerung geführt hat, sollte auf Kartoffeln setzen. Aber die gelben Knollen können noch mehr. Kartoffeln sind reich an ***Magnesium*** und ***Vitamin C***. In der Schale finden wir reichlich ***Vitamin B6*** sowie ***Niazin, Folsäure*** und ***Zink***.

> **Bitte nicht schälen!**
>
> Wenn Sie bei neuen Kartoffeln die Schale mitessen, erhalten Sie die wichtigen Nährstoffe, vor allem das wertvolle Eiweiß! Die Knollen einfach unter fließendem Wasser abspülen und mit Schale dämpfen!

Saison für Kartoffeln

Jan	Feb	Mrz	Apr	Mai	Jun	Jul	Aug	Sep	Okt	Nov	Dez
■	■	■						■	■	■	■

Für hartnäckige Kochmuffel:
Pellkartoffeln je nach Größe 25–35 Min. gar kochen, aufschneiden und Kräuterquark darübergeben. Großzügig mit ***Petersilie*** bestreuen.

Wer es besonders gut mit seinem Haarwuchs meint, bereichert die Mahlzeit noch um ein gekochtes ***Ei***.

Unsere Großeltern wußten es noch: Die ***Kombination Kartoffel und Ei wird zu einer scharfen Eiweiß-Bombe***. Auch wenn jeder Kandidat für sich allein nicht zu den Vorreitern an Eiweiß-Werten gehört, im Doppelpack sind sie unschlagbar. Unsere „Haarfabrik" kann diese Kombination aus Aminosäuren besonders gut verwerten!

Sonne, Mond und Sterne
Dieses super-einfache Gericht mit gleich drei Komponenten aus den magischen 38 Lebensmitteln, wie Sonnenblumenkerne (Sonne), Kartoffeln (Mond), und Petersilie (Sterne), bringt bei jedem Kochmuffel die „Haarfabrik" so richtig in Schwung!

Rubrik: Hauptgericht
Zubereitungszeit: 35 Min.

B6	C	D	Mg	Zn	Ku	Se	Bio	Fol
Fe	Ei	B12	Nia	Ess	Su	Pa	Si	Ma

Zutaten für 2 Portionen
300 g neue Kartoffeln
1 Bund frische Petersilie
1 EL Sonnenblumenkerne
150 g Magerquark
3 EL kohlensäurehaltiges Mineralwasser
Salz, Pfeffer aus der Mühle

Zubereitung

- Kartoffeln waschen und mit Schale in leicht gesalzenem Wasser etwa 25 Min. weich kochen
- Magerquark mit dem Mineralwasser cremig rühren
- Petersilie waschen, trocken schütteln, mit den Stielen ganz fein hacken und unter den Quark geben, etwas Petersilie beiseite legen
- Die Sonnenblumenkerne zufügen, mit Salz und Pfeffer nachwürzen.
- Die Kartoffeln abgießen, kurz ausdampfen lassen, nicht pellen und mit dem Kräuterquark anrichten. Die restliche Petersilie darüber streuen

Kartoffel grüßt Paprika

Dieses Rezept eignet sich besonders, wenn Ihr Haarausfall durch ***Eisenmangel*** verursacht wurde. Es enthält hochwertiges pflanzliches Eisen sowie viel Vitamin C, welches die Eisenaufnahme über den Darm fördert.

Rubrik: Mini-Mahlzeit Bonus: Basenkracher
Zubereitungszeit: 15 Min. plus 25 Min. Kochzeit

B6	C	D	Mg	Zn	Ku	Se	Bio	Fol
Fe	Ei	B12	Nia	Ess	Su	Pa	Si	Ma

Zutaten für 4 Portionen
500 g kleine Frühkartoffeln
1 grüne Paprika
1 gelbe Paprika
1 Zwiebel
300 g passierte Tomaten aus der Dose (*Hier ist die Dose erlaubt, diese Tomaten enthalten viel Lycopin)*
300 ml Gemüsebrühe (Instant aus dem Reformhaus)
1 Bund Petersilie
2 EL Olivenöl
1 TL Chilipulver
1 TL Senf, mittelscharf
Meersalz, Pfeffer aus der Mühle

Zubereitung
- Kartoffeln waschen, mit Küchenpapier trockentupfen und mit Schale vierteln (in der Schale sitzen die meisten Nährstoffe!)
- Zwiebel schälen und in dünne Streifen schneiden
- Olivenöl in einer großen Pfanne erhitzen
- Kartoffeln und Zwiebeln in das heiße Öl geben und unter häufigem Rühren leicht anbraten
- Paprika, Chilipulver und Senf hinzufügen und alles 2–3 Min. köcheln lassen
- Tomaten (ohne Saft!) mit der Gemüsebrühe hinzufügen, umrühren und aufkochen
- Kartoffelgericht 25 Min. bei leichter Hitze köcheln lassen, mit Salz und Pfeffer würzen, Petersilie zugeben.

17. Grünkohl – wichtiger Eisen-Spender

Meine Damen und Herren, sparen Sie nicht mit Applaus! Grünkohl toppt alle anderen Gemüsesorten im Wettkampf um Vitamine und Spurenelemente. Vor allem sein ***Eisen***-Gehalt kann sich sehen lassen. Wurde bei Ihnen Eisenmangel festgestellt, könnte dies die Ursache für Ihren Haarausfall sein. In diesem Fall sollten Grünkohl-Gerichte im Winter häufig auf den Tisch kommen! Grünkohl hält auch ***Biotin***, das Schönheitsvitamin für Ihr Haar, parat. Beachtlich sind auch die enthaltenen Mengen an ***Vitamin C***. Grünkohl hat mehr ***Eiweiß*** als andere Kohlsorten und enthält auch viel ***Magnesium***. Grünkohl ist ebenfalls reich an den Spurenelementen ***Zink*** und ***Selen***.

Saison für Grünkohl

Jan	Feb	Mrz	Apr	Mai	Jun	Jul	Aug	Sep	Okt	Nov	Dez

Grünkohl-Eintopf

Rubrik: Suppe
Zubereitungszeit: 80 Min.

B6	C	D	Mg	Zn	Ku	Se	Bio	Fol
Fe	Ei	B12	Nia	Ess	Su	Pa	Si	Ma

Zutaten für 2 Portionen
500 g Grünkohl
3 Kartoffeln
100 g Tomaten
2 Gemüsezwiebeln
2 Knoblauchzehen
1 EL Olivenöl
400 ml Gemüsebrühe
Salz, Pfeffer aus der Mühle
getrockneter Thymian
1 TL frisch gepresster Zitronensaft

Zubereitung

- Grünkohl waschen, Strunk entfernen, Rest in Streifen schneiden
- Zwiebeln und Knoblauch schälen, in Würfel schneiden, im heißen Öl andünsten
- Grünkohl und Gemüsebrühe dazugeben. 45 Min. zugedeckt köcheln lassen
- Kartoffeln waschen, schälen und in Würfel schneiden
- Tomaten waschen, Innenleben herauslösen und entsorgen, in Würfel schneiden
- Kartoffeln und Tomaten zum Grünkohl geben, mit Salz, Pfeffer, Thymian und Zitronensaft würzen
- Weitere 20 Min. garen

18. Spinat – die pflanzliche Wunderwaffe gegen Haarausfall!

Auch Spinat hat in unserer Talentshow „Vitamine kontra Haarausfall“ die Konkurrenten reihenweise aus dem Weg geräumt. Spinat besticht vor allem durch seinen hohen Gehalt an ***Magnesium, Zink*** und ***Kupfer***. Roher Spinat enthält viel ***Vitamin C*** und ***Folsäure***. Ebenfalls wichtig für unsere „Haarfabrik“, der hohe Anteil an ***Niazin*** und ***Biotin*** im Spinat. Biotin sorgt für stabile Haare, denn es ist Bestandteil wichtiger Eiweiße, die wiederum das Haarkeratin bilden. Es ist auch als Schönheitsvitamin bekannt.

Saison für Spinat

Jan	Feb	Mrz	Apr	Mai	Jun	Jul	Aug	Sep	Okt	Nov	Dez
		■	■	■	■	■	■	■	■	■	■

Eiertanz im Spinat

Die Kombination Ei und Kartoffel macht dieses Gericht zu einer scharfen Eiweiß-Bombe. Die Aminosäuren beider Nahrungsmittel ergänzen sich so gut, dass in unserer „Haarfabrik“ Träume wahr werden!

Rubrik: Hauptgericht Bonus: Überflieger
Zubereitungszeit: 30 Min.

B6	C	D	Mg	Zn	Ku	Se	Bio	Fol
Fe	Ei	B12	Nia	Ess	Su	Pa	Si	Ma

Zutaten für 1 Portion

2 Kartoffeln
200 g frischer Blattspinat
1 TL frisch gehackte Petersilie
1 Zwiebel
2 Eier
3 EL naturtrüber Apfelessig
1 TL Rapsöl
Meersalz, Pfeffer aus der Mühle
1 Messerspitze Muskat

Zubereitung

- Kartoffeln ca. 30 Min. dämpfen.
- Spinat waschen, klein hacken, salzen
- Zwiebel schälen, fein hacken
- 1 TL Rapsöl in einem Topf erhitzen, Zwiebelwürfel zugeben, glasig dünsten
- Spinat zugeben, zugedeckt weitere 5 Min. dünsten
- Spinat mit etwas geriebenem Muskat würzen
- 1 l Wasser zum Kochen bringen, in das kochende Wasser 3 EL Essig und 1 TL Salz geben
- Ein Ei in einer Suppenkelle aufschlagen, langsam in das kochende Wasser gleiten lassen, Vorgang mit dem zweiten Ei wiederholen. Nach 3–7 Min. vorsichtig herausheben (sobald das Eiweiß ganz weiß geworden ist).
- Spinat auf einem Teller anrichten, Kartoffeln und Eier auf dem Spinat platzieren
- Alles mit der gehackten Petersilie bestreuen und servieren

Spinat-Avocado-Tango

Die Biostoffe von Spinat und Avocado ergänzen sich so gut, dass es sich hier um die ideale Kombination handelt, um Ihren Haarwuchs in Schwung zu bringen!

Da dieses Rezept nicht nur wichtige Nährstoffe für Ihr Haar enthält, sondern auch der basische Anteil überwiegt, ist er vor allem dann zu empfehlen, wenn Ihr Haarausfall durch eine ***Schilddrüsen-Überfunktion*** bedingt ist. Zu viele säurebildende Nahrungsmittel können in diesem Fall die Stoffwechsellage noch zusätzlich belasten (siehe Kapitel 4.2. Diffuser Haarausfall und mögliche Ursachen).

Rubrik: Salat
Bonus: Blitzgericht
Zubereitungszeit: 15 Min.

B6	C	D	Mg	Zn	Ku	Se	Bio	Fol
Fe	Ei	B12	Nia	Ess	Su	Pa	Si	Ma

Zutaten für 2 Portionen

300 g Spinat (frischer Baby-Salat, abgepackt im Supermarkt erhältlich)
1 reife Avocado
100 g Champignons
1 kleine Zwiebel
1 TL Zitronensaft
1 TL naturtrüber Apfelessig
5 EL Olivenöl
1 Prise Zucker
Salz, Pfeffer aus der Mühle

Zubereitung

- Baby-Salat sorgfältig waschen, abtropfen lassen (alternativ in eine Salatschleuder geben)
- Avocado halbieren, Stein entfernen, schälen und quer in Streifen schneiden
- Avocado mit Zitronensaft beträufeln (damit sie nicht braun wird!)
- Champignons putzen, in dünne Scheiben schneiden
- Zwiebel schälen, in kleine Würfel schneiden
- Für die Salatsauce Essig, Olivenöl, Zucker, Salz und Pfeffer vermengen
- Avocado, Champignons und Spinat vorsichtig mit der Sauce vermischen

19. Paprika – wenn die Wechseljahre Schuld am Haarausfall sind

Sollten Sie während der Wechseljahre Haare verlieren, sollten Sie als jubelnder Fan in vorderster Front stehen, jetzt wo die Paprika die Bühne betritt. Aber mal ganz von vorn: Paprika ist einer der wichtigsten ***Vitamin-C***-Lieferanten und sorgt somit dafür, dass die Blutäderchen ausreichend Nährstoffe zu den Haarwurzeln durchlassen. Vitamin C verbessert deutlich die Eisenaufnahme aus pflanzlichen Produkten, so dass der Körper mehr Eisen verwerten kann. Paprika besticht weiterhin durch seinen hohen Gehalt an ***Niazin***. Niazin gehört zu den „Stromanbietern“ unserer „Haarfabrik“, stellt also die Energieversorgung zur Bildung des Haarkeratins sicher. Auch ***Folsäure*** ist in Paprika enthalten. Außerdem enthält Paprika einen Biostoff namens ***Kapsaizin***, der für eine bessere Fließeigenschaft des Blutes sorgt – eine optimale

Durchblutung der Haarwurzeln ist unerlässlich, wenn wir gesunde Haare wünschen.
Nicht nur, dass Paprika essenzielle Biostoffe für den Haarwuchs liefert, sie enthält darüber hinaus auch für Frauen in den Wechseljahren reichlich ***Vitamin B2,*** welches – genauso wie die Folsäure – die Funktion der Nebennieren in Hinblick auf die Hormonproduktion stabilisiert. Ebenso enthält sie viel ***Vitamin E***, welches den Abbau des Sexualhormons Progesteron hemmt.

Saison für Paprika

Jan	Feb	Mrz	Apr	Mai	Jun	Jul	Aug	Sep	Okt	Nov	Dez
						■	■	■	■		

Für hartnäckige Kochmuffel:
Paprika in Streifen schneiden, in Kräuterquark dippen!

Rohkost-Trio mit Basilikum

Rubrik: Salat Bonus: Basenkracher + Blitzgericht
Zubereitungszeit: 15 Min.

Da dieses Rezept nicht nur wichtige Nährstoffe für Ihr Haar enthält, sondern auch die basischen Elemente überwiegen, ist es vor allem dann zu empfehlen, wenn Ihr Haarausfall durch eine ***Schilddrüsen-Überfunktion*** bedingt ist. Zu viele säurebildende Nahrungsmittel können in diesem Fall die Stoffwechsellage noch zusätzlich belasten (siehe Kapitel 4.2. Diffuser Haarausfall und mögliche Ursachen).

Außerdem eignet dieses Rezept sich hervorragend, wenn Sie vermuten, dass Übersäuerung Schuld an Ihrem Haarausfall ist.

B6	C	D	Mg	Zn	Ku	Se	Bio	Fol
Fe	Ei	B12	Nia	Ess	Su	Pa	Si	

Zutaten für 3 Portionen
1 kleine Salatgurke
1 rote Paprikaschote
1 große Möhre
Einige Blättchen frisches Basilikum, klein geschnitten
3 EL Sonnenblumenöl
3 EL naturtrüber Apfel-Essig
Salz, Pfeffer aus der Mühle

Zubereitung

- Gurke, Paprika und Möhre waschen, in mundgerechte Stücke schneiden und in einem tiefen Teller vermengen
- Öl, Essig, Salz und Pfeffer verrühren
- Das klein geschnittene Basilikum in das Dressing streuen, durchmengen und alles über den Salat geben
- Salat ca. 45 Min. durchziehen lassen

Paprika-Vollkorn-Ecken

Rubrik: Mini-Mahlzeit Bonus: Blitzgericht
Zubereitungszeit: 15 Min.

B6	C	D	Mg	Zn	Ku	Se	Bio	Fol
Fe	Ei	B12	Nia	Ess	Su	Pa	Si	

Zutaten für 10 Stück
5 Scheiben Vollkornbrot
2 kleine Paprikaschoten (rot und gelb)
½ Schälchen Kresse
200 g fettarmer Frischkäse (z. B. Philadelphia)
4 EL saure Sahne
1 TL Zitronensaft
Pfeffer aus der Mühle

Zubereitung:

- Frischkäse mit der sauren Sahne, dem Zitronensaft und dem Pfeffer verrühren
- Kresse abspülen, fein hacken und untermischen
- Vollkornbrot antoasten, abkühlen lassen, Scheiben mit Frischkäsecreme bestreichen, diagonal durchschneiden
- Paprika waschen, in dünne Streifen schneiden und auf den Vollkornecken anrichten

20. Sauerkraut – grenzt an Zauberei!

Unter Trommelwirbel betritt das Sauerkraut die Bühne. Beim Blick auf die Tabelle der magischen 38 Lebensmittel werden Sie verwundert feststellen, dass Sauerkraut weit weniger Nährstoffe aufweist, als die anderen Gemüsesorten. Warum gehört es denn mit zu den Gewinnern unserer Talentshow? Bei Haarausfall kommen Sie an Sauerkraut gar nicht vorbei! Es enthält hoch konzentriert Pepsine, durch die unsere Eiweißverwertung erst so richtig in Schwung kommt. Aber nicht nur seine Pepsine kommen uns zugute. Sauerkraut enthält hoch konzentriert Vitamin B6, welches als Schlüssel-Vitamin an der Eiweiß-Verdauung beteiligt ist und wie ein „Bodyguard“ aufpasst, dass die umgebauten Eiweiß-Strukturen die Haarwurzeln erreichen. Daneben enthält es sehr viel ***Vitamin C***, welches als Pförtner unserer „Haarfabrik“ dafür sorgt, dass ausreichend Nährstoffe durch die feinen Blutäderchen zu den Haarwurzeln durchkommen. Jetzt kennen Sie das Erfolgsgeheimnis des Sauerkrauts – Sie dürfen es auch gerne weitererzählen. Nur achten Sie bitte darauf, dass ***Sie rohes Sauerkraut*** verwenden, gekochtes Sauerkraut hat schon einen Teil seiner Nährstoffe eingebüßt!

Sauer macht lustig!

Dieses Rezept eignet sich besonders, wenn Sie vermuten, dass Übersäuerung Schuld an Ihrem Haarausfall ist. Ebenso passt dieses Rezept, wenn Ihr Haarausfall durch eine Schilddrüsenüberfunktion bedingt ist, da die Zutaten rein basisch sind und säurebildende Nahrungsmittel den Stoffwechsel zusätzlich belasten würden.

Rubrik: Salat Bonus: Basenkracher + Blitzgericht
Zubereitungszeit: 15 Min.

B6	C	D	Mg	Zn	Ku	Se	Bio	Fol
Fe	Ei	B12	Nia	Ess	Su	Pa	Si	Pe

Zutaten für 4 Portionen
500 g rohes Sauerkraut
2 Äpfel
2 Scheiben frische Ananas
1 EL Majoran
5 EL Sonnenblumenöl

Zubereitung

- Sauerkraut in mundgerechte Streifen schneiden
- Öl erhitzen, Majoran hinzufügen und über das Sauerkraut geben
- Äpfel entkernen, klein schneiden (mit Schale)
- Ananasscheiben klein schneiden
- Apfel- und Ananasstücke unter das Sauerkraut rühren

21. Blumenkohl – Ihrem Haar zuliebe!

Meine Damen und Herren, erheben Sie sich bitte von den Sitzen und begrüßen mit lautem Applaus den Blumenkohl – vor allem aufgrund seines hohen Gehalts an ***Panthothensäure***. Diese trägt dazu bei, dass die chemischen Reaktionen im Eiweiß-Stoffwechsel korrekt ablaufen. Sie spielt eine wichtige Rolle im Energiestoffwechsel der Hautzellen und unterstützt somit die Zellteilung. Dadurch unterstützt Panthothensäure das Wachstum unserer Haare.
Des Weiteren enthält Blumenkohl reichlich ***Folsäure***. Diese gehört in unserer „Haarfabrik“ zu den „Lieferboten“, indem sie an der Blut- und Sauerstoffversorgung beteiligt ist. Sie spielt eine maßgebliche Rolle bei der Verwertung von Vitamin C, B12 und Eisen. Folsäure gehört zeitgleich zu den spezialisierten Facharbeitern unserer „Haarfabrik“, die für Zellteilung und -differenzierung sorgen. Auch der Gehalt an Vitamin C im Blumenkohl kann sich stolz auf unserer Bühne zeigen. Dadurch fördert der Blumenkohl die Eisenaufnahme aus pflanzlichen Produkten und kümmert sich wie ein wachsamer Pförtner darum, dass die feinen Blutäderchen ausreichend Nährstoffe zu den Haarwurzeln durchlassen. In Blumenkohl sind 18 verschiedene Aminosäuren enthalten, die zum Teil zu Eiweiß-Strukturen umgebaut werden, die für das Haarkeratin benötigt werden.

Saison für Blumenkohl

Jan	Feb	Mrz	Apr	Mai	Jun	Jul	Aug	Sep	Okt	Nov	Dez

Eierei mit Blumenkohl

Rubrik: Hauptgericht
Zubereitungszeit: 30 Min.

B6	C	D	Mg	Zn	Ku	Se	Bio	Fol
Fe	Ei	B12	Nia	Ess	Su	Pa	Si	Ma

Zutaten für 4 Portionen
1 Blumenkohl
4 große Pellkartoffeln
1 Bund frische Petersilie
2 hart gekochte Eier
4 EL Butter
1 Prise Muskatnuss
4 EL Semmelbrösel
Salz

Zubereitung

- Pellkartoffeln waschen und mit Schale ca. 25–30 Min. dämpfen
- Blumenkohl in Röschen zerteilen, waschen, die Stiele abschneiden
- Blumenkohl in leicht gesalzenem Wasser etwa 12 Min. garen. Petersilie waschen, klein schneiden
- Butter in der Pfanne erhitzen, Semmelbrösel darin bräunen. Eier abpellen, in Würfel schneiden. Eier zu den Semmelbröseln geben
- Blumenkohl gut abtropfen lassen, das Wasser auffangen, mit Muskatnuss würzen
- Von dem aufgefangenen Blumenkohl-Wasser ca. 8 EL zu der Eiersauce geben, alles verrühren.
- Eiersauce über den Blumenkohl geben, mit den Pellkartoffeln anrichten, mit Petersilie bestreuen

22. Broccoli – der Mineralstoff-Kick!

Warum nun gehört der Broccoli zu den 38 Gewinnern unserer Talentshow?
Am meisten glänzt der Broccoli durch seinen auffallend hohen Gehalt an ***Magnesium***. Wir erinnern uns, Magnesium gehört zu den wichtigsten „Stromanbietern" unserer „Haarfabrik". Es ist maßgeblich an der Energieversorgung zur Bildung des Haarkeratins beteiligt. Darüber hinaus ist Magnesium einer der Bausteine des Haarkeratins selbst. Da Magnesium außerhalb der „Haarfabrik" spannungslösend wirkt, sollte Broccoli vor allem dann Ihr Herz im Sturm erobern, wenn Ihr Haarausfall durch Stress ausgelöst wurde. Broccoli kann aber auch mit ***Vitamin C***, den ***B-Vitaminen*** und ***Eisen*** aufwarten. Aufgrund des Vitamin-C-Gehalts kann der Körper das pflanzliche Eisen des Broccolis besonders gut verwerten. In den Stielen befindet sich viel ***Selen***. Daher wäre es unklug, die Stiele komplett wegzuschneiden. Versuchen Sie, die Stiele soweit es geht, für die Mahlzeit zu erhalten! Selen gehört nicht nur zu den Bausteinen des Keratins, es hat im Stoffwechsel eine entgiftende Wirkung.

Saison für Broccoli

Jan	Feb	Mrz	Apr	Mai	Jun	Jul	Aug	Sep	Okt	Nov	Dez
				■	■	■	■	■	■	■	

Broccoli-Salat „Vitaminbombe"

Rubrik: Salat Bonus: Blitzgericht
Zubereitungszeit: 15 Min.

B6	C	D	Mg	Zn	Ku	Se	Bio	Fol
Fe	Ei	B12	Nia	Ess	Su	Pa	Si	Zi

Zutaten für 2 Portionen
500 g Broccoli
2 Orangen
1 Zwiebel
100 g Crème fraiche
2 EL Kokosmilch
3 EL Olivenöl
2 EL Zitronensaft
½ TL Ingwerpulver
Pfeffer, Salz

Zubereitung
- Broccoli waschen und in kleine Stücke schneiden
- Orangen schälen, die einzelnen Filets herauslösen und in Stücke schneiden, den Saft auffangen
- Den aufgefangenen Orangensaft mit dem Olivenöl, Zitronensaft, Ingwerpulver, Pfeffer, Salz vermengen
- Die Zwiebel schälen, in kleine Würfel schneiden und in die Sauce geben, Broccoli zur Sauce hinzufügen
- Die Orangenstücke zur Broccoli-Mischung geben und verrühren
- Die Kokosmilch mit der Crème fraiche glatt rühren, über den Salat gießen, alles vermengen

23. Fenchel – vor allem bei Haarausfall durch Eisenmangel

Meine Damen und Herren, feuern Sie den nächsten Kandidaten an! Schon seit Urzeiten gehört Fenchel zu den geschätzten Heilpflanzen. Fenchel ist reich an ***Magnesium.*** Magnesium versorgt die „Haarfabrik" mit Energie für die Produktion und ist selbst Bestandteil des Haarkeratins. Fenchel enthält so viel pflanzliches ***Eisen***, dass andere Gemüsesorten hier kaum Schritt halten können. Eisen ist als „Lieferbote" unserer „Haarfabrik" wichtig für die Blut- und Sauerstoffversorgung der Haarwurzeln. Sollte bei Ihnen Eisenmangel festgestellt worden sein und Ihr Arzt vermutet, dass dies der Grund für Ihren Haarausfall ist, sollte Fenchel bei Ihnen regelmäßig ganz oben auf der Einkaufsliste stehen. Fenchel beschenkt uns auch mit reichlich ***Folsäure***. Folsäure benötigt unsere „Haarfabrik" für die Zellteilung und -differenzierung. Sie fördert weiterhin die Verdauung von Eisen und Vitamin C und ist somit ein wichtiger Kandidat für die Blut- und Sauerstoffversorgung in der Haarproduktion. Fenchel kann mit 14 Aminosäuren auftrumpfen, die – neu zusammengebaut - für unsere Haarfabrik von großem Nutzen sind. Fenchel enthält außerdem ätherische Öle, denen nachgesagt wird, dass sie die Durchblutung verbessern.

Saison für Fenchel

Jan	Feb	Mrz	Apr	Mai	Jun	Jul	Aug	Sep	Okt	Nov	Dez
					■	■	■	■	■	■	■

Fenchel-Wellness für gesundes Haar
Dieses Gericht deckt Ihren Tagesbedarf an Folsäure. Ihr Körper kann keine Depots an Folsäure bilden und ist daher auf regelmäßige Zufuhr angewiesen.

Rubrik: Hauptgericht
Zubereitungszeit: 45 Min.

B6	C	D	Mg	Zn	Ku	Se	Bio	Fol
Fe	Ei	B12	Nia	Ess	Su	Pa	Si	Ma

Zutaten für 2 Portionen
200 g Pellkartoffeln
1 Fenchelknolle
2 Möhren
1 Bund Petersilie
300 ml Gemüsebrühe (Instant, Reformhaus)
1 EL saure Sahne
1 TL Butter
Salz
1 Messerspitze geriebener Muskat

Zubereitung
- Pellkartoffeln ca. 30 Min. dämpfen
- Fenchel waschen, in kleine Stücke schneiden
- Möhren putzen, in feine Scheiben schneiden
- Fenchel und Möhren in der Gemüsebrühe bissfest garen, abgießen
- Saure Sahne unter Fenchel und Möhren geben
- Petersilie waschen und klein hacken
- Pellkartoffeln abpellen, auf einem Teller mit dem Fenchelgemüse anrichten
- Über die Pellkartoffeln die Butter geben und großzügig mit Petersilie bestreuen

Alibabas Fenchelmahlzeit

. . . sein reichlicher Magnesium-Gehalt sorgt für die nötige Energiezufuhr in Ihrer „Haarfabrik“!

Rubrik: Salat Bonus: Basenkracher
Zubereitungszeit: 30 Min.

B6	C	D	Mg	Zn	Ku	Se	Bio	Fol
Fe	Ei	B12	Nia	Ess	Su	Pa	Si	Zi

Zutaten für 2 Portionen

200 g Fenchelknolle
5 frische Feigen (außerhalb der Saison: getrocknete Feigen)
1 Orange
1 Apfel (am besten Breaburn)
1 Banane
1 TL Zitronensaft
1 Becher Vollmilchjoghurt
1 EL Weizenkeimöl
1 EL gehackter Dill
Salz, Pfeffer

Zubereitung

- Joghurt mit Weizenkeimöl verrühren
- Mit Dill, Salz und Pfeffer würzen
- Feigen waschen, Stielansätze herausschneiden, mit Schale in feine Streifen schneiden
- Orange schälen, in einzelne Filets zerteilen und halbieren
- Banane schälen, in dünne Scheiben schneiden
- Apfel waschen, vierteln, entkernen und mit Schale in kleine Stücke schneiden

- Das Obst mit Zitronensaft beträufeln und mit der Joghurt-Sauce vermengen
- Fenchelknolle waschen, in feine Streifen schneiden
- Zum Schluss die Fenchelstücke zugeben und alles noch einmal vermengen

24. Rote Bete – an Folsäure nicht zu toppen!

Eine unscheinbare Knolle stürmt die Bühne – und das zu Recht: Rote Bete beliefert uns mit ***Silizium***, wichtig für den Zellaufbau und Zellstoffwechsel unserer „Haarfabrik“. Am auffälligsten ist allerdings der hohe Gehalt an ***Folsäure***. Diese baut im Zellkern die Nukleinsäuren zusammen, für die Zellteilung der erste wichtige Schritt. Folsäure verbessert die Eiweißverwertung durch die Produktion von Magensäure. Folsäure wird von unserem Körper benötigt für den Bau der roten Blutkörperchen. Diese kassieren in der Lunge den Sauerstoff ein und bringen ihn zuverlässig zu unseren Haarwurzeln. Aber die Folsäure in der roten Bete kann noch mehr: Sie küsst die schwefelhaltige Aminosäure Methionin wach, die für Stabilität und Glanz der Haare sorgt.

Für hartnäckige Kochmuffel:
vorgegarte Rote Bete kaufen, in Scheiben schneiden. Auf jede Scheibe einen Klechs Sahne-Meerrettich aus dem Glas geben – fertig!

Rote Bete-Roulette
Rubrik: Mini-Mahlzeit Bonus: Blitzgericht
Zubereitungszeit: 20 Min.

B6	C	D	Mg	Zn	Ku	Se	Bio	Fol
Fe	Ei	B12	Nia	Ess	Su	Pa	Si	Zi

Zutaten für 4 Portionen
300 g frische rote Bete, vorgegart
1 kleine Orange
2 TL geriebener Meerrettich (alternativ aus dem Glas)
2 EL naturtrüber Apfel-Essig
4 EL Sonnenblumenöl
Meersalz
frisch gemahlener Pfeffer

Zubereitung

- Rote Bete in feine Scheiben schneiden
- Auf einer großen Platte anrichten
- Die kleine Orange schälen und in einzelne Filets zerteilen, den Saft dabei auffangen
- Die Orangenstücke auf den Rote Bete-Scheiben anrichten
- Den Orangensaft mit dem Meerrettich, dem Essig und dem Sonnenblumenöl verrühren, mit Pfeffer und Salz abschmecken
- Die Marinade über die Rote Bete und Orangenfilets geben

25. Avocado – ein Allround-Talent, vor allem wenn die Wechseljahre Ihr Haar dünner werden lassen!

Dieser Kandidat konnte die Jury schon beim ersten Casting komplett überzeugen. Von den in diesem Buch aufgeführten Haar-Nährstoffen enthält die Avocado jeden zweiten Nährstoff und ist basisch. Sein hoher ***Biotin***gehalt ist wichtig für die Stabilität der Haare. Biotin ist am Aufbau wichtiger Eiweiße für das Haar beteiligt. Sein hoher Folsäuregehalt spielt eine wesentliche Rolle bei der Zellteilung und -differenzierung in unserer „Haarfabrik". Ebenso unterstützt ***Folsäure*** die Blut- und Sauerstoff-versorgung. Das in der Avocado enthaltene ***Vitamin B6*** ist ein Schlüsselvitamin für den Eiweiß-Stoffwechsel. Vitamin B6 hilft dabei, dass der Umbau der mit der Nahrung aufgenommenen Eiweiße im Körper richtig abläuft. Die Avocado kann aber noch mehr: Ihre Biostoffe sorgen dafür, dass pflanzliches Eisen besser verwertet werden kann. Einige von Ihnen werden jetzt einwerfen, dass der Fettgehalt der Avocado ziemlich hoch sei. Mag sein, aber es handelt sich hier um die ***mehrfach ungesättigten Fettsäuren***, die wir mit der Nahrung zuführen müssen, weil unser Körper sie nicht selbst produzieren kann. Sie sind maßgeblich am Aufbau der Zellmembranen beteiligt und somit unentbehrlich für unsere „Haarfabrik".

Sollte Ihr Haarausfall durch das Einsetzen der ***Wechseljahre*** bedingt sein, sollte die Avocado zu Ihren besten Freunden zählen. Nicht nur, dass sie essenzielle Biostoffe für den Haarwuchs liefert, sie enthält darüber hinaus auch ***Vitamin B2,*** welches – genauso wie die Folsäure – die Funktion der Nebennieren in Hinblick auf die

Hormonproduktion stabilisiert. Ebenso enthält sie viel ***Vitamin E***, welches den Abbau des Sexualhormons Progesteron hemmt.

Schlanke Menschen können Avocados unbegrenzt genießen. Wer auf sein Gewicht achten muss, sollte Avocados nicht täglich verzehren. Unreife Avocados einfach in Zeitungspapier einwickeln, so reifen sie schneller nach!

Saison für Avocado

Jan	Feb	Mrz	Apr	Mai	Jun	Jul	Aug	Sep	Okt	Nov	Dez

Für hartnäckige Kochmuffel:
Avocado halbieren, Kern herauslösen. Die Aushöhlung der Avocadohälften mit Kräuterquark füllen, ***Sonnenblumenkerne*** oder ***Krabben*** darüber geben – fertig!

Avocado to go!
. . . Vitaminkick für Eilige

Rubrik: Mini-Mahlzeit Bonus: Blitzgericht
Zubereitungszeit: 5 Min.

B6	C	D	Mg	Zn	Ku	Se	Bio	Fol
Fe	Ei	B12	Nia	Ess	Su	Pa	Si	Zi

Zutaten für 1 Portion
½ reife Avocado
1 Scheibe Vollkornbrot
1 TL frisch gepresster Zitronensaft
Salz, Pfeffer aus der Mühle

Zubereitung
- Avocado schälen, Kern entfernen, Fruchtfleisch mit einer Gabel zerdrücken
- Zitronensaft darüber träufeln
- Nach Belieben salzen und pfeffern
- Avocadofleisch auf die Scheibe Vollkornbrot streichen

Wenn Sie noch gekeimte Bockshornkleesamen über das fertige Brot streuen, freut sich Ihre „Haarfabrik“ doppelt!

Avocado-Flash

Dieses Rezept eignet sich vor allem bei Verdacht auf Übersäuerung und bei Schilddrüsen-Überfunktion.

Rubrik: Drink Bonus: Basenkracher + Blitzgericht
Zubereitungszeit: 10 Min.

B6	C	D	Mg	Zn	Ku	Se	Bio	Fol
Fe	Ei	B12	Nia	Ess	Su	Pa	Si	Zi

Zutaten für 2 Portionen
1 Avocado
½ Apfel
½ l Buttermilch
3 EL frisch gepresster Zitronensaft
Salz, Pfeffer aus der Mühle
2 EL Kresse

Zubereitung

- Avocado halbieren. Kern entfernen, Fruchtfleisch mit einem Löffel herauslösen
- Zitronensaft über das Avocadofleisch träufeln
- Apfel vierteln, Kerngehäuse herauslösen
- Apfel- und Avocadofleisch in den Mixer geben, kurz pürieren
- Buttermilch in den Mixer geben, nochmals pürieren
- Mit Salz und Pfeffer nach Belieben würzen
- In Gläser füllen, pro Glas einen EL Kresse darüber streuen

26. Feldsalat – meint es gut mit Ihrem Haar!

Auch der Feldsalat darf stolz unsere Bühne betreten, er hat einiges zu bieten: Nicht nur, dass er viel ***Vitamin C*** enthält, er ist ebenfalls ein wichtiger ***Eisen- und Folsäure***spender. Neben ***Magnesium*** enthält er vor allem Silizium, die Geheimwaffe bei akutem stärkerem Haarverlust. Beachtlich ist auch sein Gehalt an ***Vitamin B6***, das wichtigste Schlüsselvitamin in der Eiweißverdauung. Vitamin B6 sorgt dafür, dass der Umbau der Eiweiße korrekt abläuft und die neu zusammen gesetzten Eiweiße die Haarpapillen zuverlässig erreichen.

Kombinationen aus Salat und Fisch ergeben ein geniales Eiweiß- und Aminosäurenprofil, das zusammen mit den Vitaminen und Mineralstoffen beider Nahrungsmittel den Haarwuchs optimal unterstützt.

Saison für Feldsalat

Jan	Feb	Mrz	Apr	Mai	Jun	Jul	Aug	Sep	Okt	Nov	Dez

Sinneswandel:
Belegen Sie ab heute konsequent alle Käse-Sandwiches, die Sie für die Pause mit zur Arbeit nehmen, mit einer großzügigen Extraschicht ***Feldsalat***. Ihre „Haarfabrik“ wird es Ihnen danken!

Feldsalat Farbenfroh

Rubrik: Salat Bonus: Blitzgericht
Zubereitungszeit: 15 Min.

B6	C	D	Mg	Zn	Ku	Se	Bio	Fol
Fe	Ei	B12	Nia	Ess	Su	Pa	Si	Zi

Zutaten für 2 Portionen
50 g Feldsalat
1 kleine Möhre
10 Erdbeeren
1 EL Sonnenblumenkerne
1 TL frischer grüner Pfeffer
Für das Dressing:
2 EL Zitronensaft
4 EL Sonnenblumenöl
1 EL Akazienhonig
1 Prise Salz

Zubereitung

- Feldsalat waschen, Wurzeln entfernen, trockentupfen
- Möhre waschen, in ganz feine Scheiben schneiden
- Erdbeeren waschen, Stielansatz entfernen und vierteln
- Feldsalat, Karotte und Erdbeeren vermischen
- Mit etwas Salz abschmecken
- Für das Dressing den Zitronensaft, das Sonnenblumenöl und den Akazienhonig verrühren, mit etwas Salz abschmecken
- Salat auf Tellern anrichten, Dressing über den Salat träufeln. Sonnenblumenkerne und den grünen Pfeffer darüber streuen

27. Schwarze Johannisbeere – klein, aber oho!

Auch dieser Kandidat sorgt für Schlagzeilen in unserer Talentshow. Unglaublich, dass so eine kleine Mini-Beere so wahnsinnig viel ***Vitamin C*** enthalten kann! Somit sorgen die kleinen Beeren dafür, dass die Blutäderchen ausreichend Nährstoffe zu den Haarwurzeln durchlassen und fördern die Eisenaufnahme aus pflanzlichen Produkten. Johannisbeeren enthalten selbst viel ***Eisen***. Außerdem sind sie reich an ***Niazin***, ***Panthothensäure*** und ***Magnesium***.

Saison für schwarze Johannisbeeren

Jan	Feb	Mrz	Apr	Mai	Jun	Jul	Aug	Sep	Okt	Nov	Dez
						■	■				

Sinneswandel:
Machen Sie es sich in der Johannisbeer-Zeit zur Gewohnheit, dass Sie jedes Mal in Ihren Fruchtjoghurt eine Handvoll ***schwarzer Johannisbeeren*** einrühren, wenn es geschmacklich passt. Wem das zu sauer wird, der rührt noch einen Teelöffel Honig ein.

Johannisbeer-Power-Drink

Dieses Rezept eignet sich, wenn Sie den Verdacht hegen, Übersäuerung könnte die Ursache Ihres Haarausfalls sein.

Rubrik: Drink Bonus: Basenkracher + Blitzgericht
Zubereitungszeit: 10 Min.

B6	C	D	Mg	Zn	Ku	Se	Bio	Fol
Fe	Ei	B12	Nia	Ess	Su	Pa	Si	

Zutaten für 2 Portionen

1 reife Banane
½ Schälchen schwarze Johannisbeeren
300 g fettarmer Kefir
1–2 EL Honig

Zubereitung

- Banane schälen, klein schneiden
- Johannisbeeren waschen, entstielen
- Bananenstücke und Johannisbeeren in den Mixer geben, kurz pürieren
- Zum Schluss den Kefir und den Honig hinzugeben, alles noch einmal gut durchmixen

28. Kirschen – die kleinen Wunderwaffen gegen Haarausfall!

Auch die sinnigen Roten haben locker den Sprung in unsere Charts geschafft.
Je dunkler die Kirschen sind, desto mehr Mineralstoffe enthalten sie. Vor allem ***Magnesium, Eisen, Zink, Kupfer*** und ***Selen*** haben sie zu bieten. Darüber hinaus verfügen sie über ***Silizium***. Silizium kann akuten Haarausfall bremsen, denn es spielt eine wichtige Rolle im Zellaufbau und Zellstoffwechsel. An Vitaminen finden wir hier ***Vitamin B6*** und ***C.***

Saison für saure Kirschen

Jan	Feb	Mrz	Apr	Mai	Jun	Jul	Aug	Sep	Okt	Nov	Dez
					■	■	■				

Saison für süße Kirschen

Jan	Feb	Mrz	Apr	Mai	Jun	Jul	Aug	Sep	Okt	Nov	Dez
						■	■				

Ihr neues Ritual:
Stellen Sie zur Kirschenzeit jeden Tag ein Schälchen frischer ***Kirschen*** auf Ihren Schreibtisch. Das peppt nicht nur Ihren Arbeitstag auf, sondern auch Ihren Haarwuchs!

Frühstücks-Energy-Drink

Dieses Rezept eignet sich vor allem dann, wenn Sie den Verdacht hegen, Übersäuerung könnte Schuld an Ihrem Haarausfall sein!

Rubrik: Drink Bonus: Blitzgericht
Zubereitungszeit: 15 Min.

B6	C	D	Mg	Zn	Ku	Se	Bio	Fol
Fe	Ei	B12	Nia	Ess	Su	Pa	Si	Try

Zutaten für 2 Portionen

500 g frische Kirschen
1 reife Banane
1 TL Honig

Zubereitung

- Kirschen waschen, Kerne entfernen
- Banane schälen, in kleine Stücke teilen
- Kirschen mit den Bananenstücken in den Mixer geben und pürieren
- Mit Honig abschmecken

29. Orange – das Multi-Talent

Dass Orangen reich an ***Vitamin C*** sind, das lernen wir schon bei Mutti in der Küche.
Jetzt haben Sie aber noch dazugelernt, dass Vitamin C als Pförtner unserer „Haarfabrik“ dafür sorgt, dass wichtige Nährstoffe über die Blutbahn unsere Haarwurzeln erreichen. Außerdem enthalten Orangen reichlich ***Biotin***, ein wichtiger Bestandteil des Haarkeratins. Biotin macht unsere Haare außerdem stabil. Die ***Panthothensäure*** in Orangen kurbelt die Zellteilung an und unterstützt das Wachstum unserer Haare. Orangen enthalten auch ***Folsäure***, ebenfalls unerlässlich für die Zellteilung. Zu guter Letzt sei erwähnt, dass Orangen auch das Spurenelement ***Selen*** liefern. Selen ist nicht nur ein begehrtes Einzelteil in der Produktion des Haarkeratins, es hilft auch mit, den Körper zu entgiften. Somit trägt es dazu bei, dass die wertvollen Mineralstoffspeicher unseres Körpers nicht übermäßig zur Neutralisierung von Säuren herangezogen werden müssen, sondern unserem Haarboden ausreichend zur Verfügung stehen. Die Frucht enthält mehr Nährstoffe als der Saft. Auch sollten Sie die weiße Haut ruhig mitverzehren: In der Haut befinden sich wertvolle Flavonoide, die das Vitamin C in der Frucht noch stärker machen! Deshalb ist eine reife Orange tausendmal wertvoller als Vitamin-C-Pulver.

Saison für Orangen

Jan	Feb	Mrz	Apr	Mai	Jun	Jul	Aug	Sep	Okt	Nov	Dez

Sinneswandel:
Ersetzen Sie die traditionelle Tafel Schokolade oder Tüte Chips abends vor dem Fernseher durch eine klein geschnittene ***Orange***. Verwöhnt Gaumen und „Haarfabrik“ gleichermaßen!

Orange meets Banana

. . . der hohe Gehalt an Vitamin B6 wirkt Wunder bei der Eiweissverwertung!

Rubrik: Mini-Mahlzeit Bonus: Blitzgericht
Zubereitungszeit: 10 Min.

B6	C	D	Mg	Zn	Ku	Se	Bio	Fol
Fe	Ei	B12	Nia	Ess	Su	Pa	Si	Try

Zutaten für 1 Portion

1 Becher Vollmilchjoghurt
1 Banane
1 Orange
1 EL Rosinen
1 EL Sonnenblumenkerne
1 EL Honig

Zubereitung

- Banane und Orange schälen, in kleine Stücke schneiden
- Joghurt mit Honig vermischen und über das Obst geben. Rosinen und Sonnenblumenkerne zufügen

30. Grapefruit – das gelbe Wunder

Meine Damen und Herren, jetzt darf es Sie noch einmal so richtig aus den Sitzen reißen – Sie werden staunen, was die Grapefruit alles zu bieten hat! Grapefruit ist vor allem reich an Vitamin C, dem Pförtner unserer „Haarfabrik“. Er ist dafür zuständig, dass ausreichend Nährstoffe durch die feinen Blutäderchen die Haarwurzeln zuverlässig erreichen. Ebenso ist Vitamin C ein Verbündeter des Eisens, es verbessert die Eisenaufnahme aus pflanzlichen Produkten um ein Vielfaches. Außerdem enthält die Grapefruit jede Menge Bioflavonoide, die die Wirksamkeit des Vitamin C noch gehörig ankurbeln und einen heilenden Effekt auf unsere Blutgefäße ausüben. Das gelbe Wunder kann auch noch Vitamin B6, Niazin, Folsäure und Panthothensäure aus dem Hut zaubern sowie die Mineralstoffe Eisen, Kupfer, Magnesium und Zink. Mit einer Grapefruit führen Sie sich immerhin neun der insgesamt siebzehn wichtigen Haar-Biostoffe zu.

Saison für Grapefruit

Jan	Feb	Mrz	Apr	Mai	Jun	Jul	Aug	Sep	Okt	Nov	Dez
■	■	■	■							■	■

Grapefruit küsst Avocado

Rubrik: Salat
Zubereitungszeit: 25 Min.

B6	C	D	Mg	Zn	Ku	Se	Bio	Fol
Fe	Ei	B12	Nia	Ess	Su	Pa	Si	Zi

Zutaten für 4 Portionen
4 rosa Grapefruits
2 reife Avocados
150 g Feldsalat
8 kleine Cherry-Tomaten
2 Schalotten
1 Bund Blattpetersilie
6 EL frisch gepresster Zitronensaft
3 EL Honig
5 EL Olivenöl
Meersalz
Pfeffer aus der Mühle

Zubereitung

- Cherry-Tomaten vierteln
- Schalotten schälen und würfeln
- Petersilie waschen, fein hacken, dabei die festen Stiele weglassen
- Zitronensaft mit dem Honig und dem Olivenöl verrühren, mit etwas Salz und Pfeffer abschmecken (1 EL Zitronensaft zurückbehalten)
- Grapefruit schälen, halbieren und filetieren
- Avocados schälen, halbieren und den Kern herauslösen. Das Fruchtfleisch in dünne Scheiben schneiden, mit dem restlichen Zitronensaft beträufeln

- Feldsalat waschen, Wurzeln entfernen und trockentupfen (oder in die Salatschleuder geben)
- Grapefruit, Avocado, Schalotten und Tomaten mischen
- Dressing über den Salat geben
- Salat zum Schluss mit Petersilie bestreuen

31. Banane – bei stressbedingtem Haarausfall

Warum nun gehört die schlanke Gelbe zu unseren 38 auserwählten Superstars?
Die Banane besticht durch ihren hohen ***Magnesium***-Gehalt. Wenn Sie im Job gerade für zwei arbeiten müssen oder Ihr Alltag nur noch aus negativer Hektik besteht und der Stress Schuld an Ihrem Haarausfall ist, müsste die Banane zu Ihren Favoriten zählen, denn sie deckt Ihren erhöhten Bedarf an Magnesium und Kohlenhydraten. Sie packt das Übel – also den Haarverlust – geradewegs bei der Wurzel – dem Stress – und führt Ihnen die dringend benötigten Biostoffe wieder zu. Außerdem enthält sie die essenzielle Aminosäure ***Tryptophan,*** welche im Gehirn zu Serotonin umgewandelt wird. Dieses Hormon fördert das Gefühl von Wohlbefinden und fördert gesunden Schlaf – unentbehrlich für Ihren Stressabbau. Auch die Basen-Werte der Banane können sich sehen lassen, so dass diese ebenso ein wichtiger Kandidat auf Ihrem Speiseplan ist, wenn Übersäuerung zu Ihrem Haaproblem geführt haben sollte.

Saison für Bananen

Jan	Feb	Mrz	Apr	Mai	Jun	Jul	Aug	Sep	Okt	Nov	Dez

Ihr neues Ritual:
bei stressbedingtem Haarausfall besonders wichtig: Gönnen Sie sich im stressigen Arbeitsalltag 5 Min. Frühstückspause, um ganz in Ruhe eine ***Banane*** zu genießen. Dieses Ritual ist Balsam für Psyche und „Haarfabrik"!

Bananen-Shake „Engelshaar"
Dieser Drink eignet sich vor allem dann, wenn ***Übersäuerung*** Schuld an Ihrem Haarausfall ist.

Rubrik: Drink Bonus: Basenkracher + Blitzgericht
Zubereitungszeit: 10 Min.

B6	C	D	Mg	Zn	Ku	Se	Bio	Fol
Fe	Ei	B12	Nia	Ess	Su	Pa	Si	Try

Zutaten für 1 Portion
1 Banane
2 EL frisch gepresster Zitronensaft
1 EL Mandelmus (aus dem Reformhaus)
1 EL Honig
200 ml Vollmilch
1 Messerspitze Zimt (nach Geschmack)

Zubereitung
- Banane schälen, zerkleinern und in den Mixer geben
- Zitronensaft, Mandelmus, Honig, Milch und Zimt hinzugeben und pürieren

Banane ruck zuck

Rubrik: Mini-Mahlzeit

Bonus: Blitzgericht

Zubereitungszeit: 5 Min.

B6	C	D	Mg	Zn	Ku	Se	Bio	Fol
Fe	Ei	B12	Nia	Ess	Su	Pa	Si	Try

Zutaten für 1 Portion

1 Becher Vollmilchjoghurt
1 Banane
1 TL Honig

Zubereitung

- Banane schälen und in feine Scheiben schneiden
- Joghurt mit Honig verrühren
- Banane hinzugeben, alles vermengen

Dieses Rezept kann alternativ mit jeder beliebigen Obstsorte aus unseren „magischen 38 Lebensmitteln" zubereitet werden.

32. Feigen – die basischen Superstars!

Vorhang auf für die kleinen Dunkelvioletten, denn es lohnt sich allemal, ihnen Beachtung zu schenken: Feigen stecken nicht nur voller ***Niazin*** und ***Biotin, Eisen*** und ***Zink*** finden sich ebenso in Feigen. Was die Feigen aber von allen anderen Obstsorten abhebt, ihre Basen-Werte sind kaum zu toppen! Sollten Sie den Verdacht hegen, Ihr Haarausfall sei durch Übersäuerung entstanden, setzen Sie Feigen in Form eines Obstsalates, oder kombiniert mit Erdmandelflocken und Milch, als basisches Frühstück unbedingt mit auf Ihren Speiseplan!

Saison für Feigen

Jan	Feb	Mrz	Apr	Mai	Jun	Jul	Aug	Sep	Okt	Nov	Dez
							■	■	■		

Feigen auf Wolke Sieben

Rubrik: Mini-Mahlzeit — Bonus: Blitzgericht
Zubereitungszeit: 10 Min.

B6	**C**	**D**	**Mg**	**Zn**	**Ku**	**Se**	**Bio**	**Fol**
Fe	**Ei**	**B12**	**Nia**	**Ess**	**Su**	**Pa**	**Si**	

Zutaten für 1 Portion

3 Feigen
50 g Kräuter-Frischkäse
6 entkernte schwarze Oliven
1 Schälchen Kresse
1 EL Olivenöl
1 EL weißer Balsamico-Essig
weißer Pfeffer aus der Mühle

Zubereitung

- Feigen waschen und halbieren. Die halbierten Feigen bereits jetzt mit etwas Kresse berieseln
- Jede Feigenhälfte mit Kräuter-Frischkäse bestreichen
- Die restliche Kresse auf den Frischkäse streuen
- Etwas Balsamico-Essig darüber träufeln und mit weißem Pfeffer aus der Mühle würzen
- Etwas Olivenöl darüber träufeln und jede Feigenhälfte mit einer Olive garnieren

Herbstsalat mit frischen Feigen

. . . sein hoher Gehalt an Magnesium lässt Ihre Haarfabrik besser produzieren!

Rubrik: Salat Bonus: Blitzgericht
Zubereitungszeit: 20 Min.

B6	C	D	Mg	Zn	Ku	Se	Bio	Fol
Fe	Ei	B12	Nia	Ess	Su	Pa	Si	Zi

Zutaten für 4 Portionen

6 frische Feigen
2 Äpfel
2 Birnen
12 Walnusskerne
1 Becher Crème fraiche
6 EL Zitronensaft
1 EL Honig
etwas Zimt (nach Belieben)

Zubereitung

- Feigen waschen und mit Schale in Würfel schneiden
- Mit 3 EL Zitronensaft die Feigen beträufeln
- Äpfel und Birnen waschen, entkernen, mit Schale in kleine Stücke schneiden
- Mit den Feigen vermischen
- Walnüsse untermischen
- Crème fraiche mit Honig verrühren und mit Zimt abschmecken
- Den Salat unter die Creme mischen und den restlichen Zitronensaft untermengen

33. Erdbeeren – bringen Farbe ins Haar!

Die verführerischen Roten dürfen stolz auf sich sein. Sie enthalten soviel ***Vitamin C*** wie keine andere Beere. Auch mit ***Eisen*** können sie auftrumpfen. Dank dieser Kombination machen sich Erdbeeren hervorragend in Ihren Dessert-Schälchen, wenn Sie Eisenmangel als Ursache für Ihren Haarausfall vermuten. Um das Eisen aus pflanzlichen Produkten optimal verwerten zu können, benötigt der Körper zeitgleich Vitamin C. Diese Kriterien erfüllen Erdbeeren voll und ganz. Aber das ist noch nicht alles. Erdbeeren verfügen über reichlich ***Folsäure***, diese ist wichtig für das Zellwachstum in unserer „Haarfabrik". Erdbeeren enthalten außerordentlich viel ***Mangan***, welches eine große Rolle bei der Farbpigmentierung Ihrer Haare spielt. Erdbeeren enthalten auch ***Silizium***, unentbehrlich für gesundes schönes Haar.

Saison für Erdbeeren

Jan	Feb	Mrz	Apr	Mai	Jun	Jul	Aug	Sep	Okt	Nov	Dez
					■	■	■				

Ihr neues Ritual:
Gönnen Sie sich zur Erdbeerzeit nach jedem Mittagessen ein Schälchen frischer ***Erdbeeren*** als Dessert. Ihre „Haarfabrik“ wird begeistert sein!

Erdbeer-Bananen-Creme
Rubrik: Mini-Mahlzeit Bonus: Blitzgericht
Zubereitungszeit: 15 Min.

B6	C	D	Mg	Zn	Ku	Se	Bio	Fol
Fe	Ei	B12	Nia	Ess	Su	Pa	Si	Ma

Zutaten für 1 Portion
100 g Erdbeeren
1 Banane
100 g Vollmilchjoghurt
1 EL frisch gepresster Zitronensaft
1 TL Honig

Zubereitung

- Erdbeeren waschen, Stielansätze entfernen und halbieren
- Banane schälen, in feine Scheiben schneiden
- Erdbeeren und Banane mit Zitronensaft beträufeln
- Vollmilchjoghurt mit dem Honig verrühren und mit dem Obst vermengen

34. Emmentaler Käse – liefert hochwertiges Eiweiß für Ihr Haar

Dieser Kandidat haut jetzt wortwörtlich die Löcher aus dem Käse, denn Emmentaler Käse beliefert uns mit hochwertigem ***Eiweiß***. Während der Käse reift, beginnt schon der erste Verdauungsschritt der Aminosäuren. Dadurch wird das Eiweiß in unserem Körper optimal verwertet, so dass die Eiweiß-Strukturen für unsere „Haarfabrik“ von hohem Nutzen sind.

Sinneswandel:
Statt Wurst auf das Pausenbrot zu legen, nehmen Sie ab sofort eine Scheibe ***Emmentaler Käse***. Mit einer Handvoll Feldsalat dazu wird dies zu einer attraktiven Pausenmahlzeit für Sie und Ihre „Haarfabrik“!

Alles Käse!

Rubrik: Salat
Zubereitungszeit: 15 Min.

Bonus: Blitzgericht

B6	C	D	Mg	Zn	Ku	Se	Bio	Fol
Fe	Ei	B12	Nia	Ess	Su	Pa	Si	

Zutaten für 3 Portionen
300 g Emmentaler Käse
200 g Champignons
12 schwarze entkernte Oliven
3 EL naturtrüber Apfel-Essig
3 EL Olivenöl
2 EL frische gehackte Petersilie
Salz, Pfeffer aus der Mühle

Zubereitung

- Champignons in feine Scheiben schneiden
- Oliven vierteln
- Käse in kleine Würfel schneiden
- Champignons, Käse und Oliven vermengen
- Für das Dressing Essig und Öl verrühren, mit Salz und Pfeffer abschmecken, über den Salat geben
- Salat mit der Petersilie bestreuen

35. Ei – zu Unrecht mit Skepsis betrachtet!

Das Ei hat im Kampf gegen Haarausfall so viel zu bieten – es könnte back stage ein Interview geben: Es verfügt über mehrfach ***ungesättigte*** Fettsäuren. Wofür waren die noch gut? Ach ja, die sorgen dafür, dass das Blut transportfähiger wird und somit wichtige Nährstoffe schneller zur „Haarfabrik" gelangen. Außerdem sind sie am Aufbau der Zellmembranen beteiligt. Das Ei stellt uns hochwertige ***Eiweiße*** zur Verfügung, die für unsere „Haarfabrik" ein optimales Aminosäureprofil aufweisen. Kombinieren Sie Ei mit Kartoffeln, fügen Sie optimale Aminosäurenstrukturen zusammen, die dieses Gericht zum Rettungssanitäter Ihrer „Haarfabrik" werden lassen!

Das Ei enthält ebenfalls ***Folsäure*** und ***Vitamin B12.*** Gerade für Vegetarier sind Eier wichtig für die Vitamin B12-Versorgung. Eier verfügen über reichlich ***Magnesium, Eisen*** und ***Zink***. Dem Ei wird leider nachgesagt, es würde den Cholesterin-Spiegel in die Höhe schnellen lassen. Wenn Sie sich abwechslungsreich ernähren und die hier empfohlenen Lebensmittel auf den Tisch bringen, dürfen Sie gern regelmäßig Eier essen.

Damit das Eigelb beim Kochen nicht blau wird:
Das rohe Ei 7 Min. in kochendes Wasser geben, dann den Topf vom Herd nehmen und weitere 10 Min. im heißen Wasser liegen lassen!

Eiersalat Vital

Rubrik: Salat   Bonus: Blitzgericht

Zubereitungszeit: 15 Min.

B6	C	D	Mg	Zn	Ku	Se	Bio	Fol
Fe	Ei	B12	Nia	Ess	Su	Pa	Si	

Zutaten für 1 Portion

1 Ei
1 Gewürzgurke
50 g Vollmilchjoghurt
1 EL frische Petersilie
1 Scheibe Emmentaler Käse
1 Scheibe Vollkornbrot
Meersalz
Pfeffer aus der Mühle

Zubereitung

- Das Ei hart kochen, abschrecken, pellen, abkühlen lassen und in kleine Würfel schneiden
- Gewürzgurke in kleine Würfel schneiden, mit dem Ei mischen
- Die Scheibe Emmentaler Käse ebenfalls in kleine Würfel schneiden
- Vollmilchjoghurt mit Salz und Pfeffer abschmecken, über die anderen Zutaten geben
- Den Eiersalat auf einer Scheibe Vollkornbrot anrichten und großzügig mit Petersilie bestreuen

36. Walnüsse – Leckerlis für Haar und Gaumen!

Auch die Walnüsse können lässig auf viele Konkurrenten herabblicken. Sie können mit großen Mengen an wertvollen ***Omega-3-Fettsäuren*** auftrumpfen. Ihr ***Eiweiß*** ist für unsere „Haarfabrik" sehr wertvoll. Außerdem verfügen Walnüsse über ***Zink, Eisen*** und ***Schwefel.***

Saison für Walnüsse

Jan	Feb	Mrz	Apr	Mai	Jun	Jul	Aug	Sep	Okt	Nov	Dez
								■	■		

Sinneswandel:
Geben Sie ab sofort ein paar zerhackte ***Walnusskerne*** in Ihren Frucht-Joghurt. Das bringt nicht nur Leben in Ihre kleine Zwischenmahlzeit, sondern auch in Ihre „Haarfabrik".

37. Sonnenblumenkerne – so klein und doch ganz groß!

Warum diese kleinen Kerne zu unseren Favoriten gehören? Ganz einfach, sie enthalten insgesamt 10 wichtige Biostoffe für unsere „Haarfabrik", beeindruckend, oder? Das Fett dieser kleinen Kerne besteht zum größten Teil aus den gesunden ***mehrfach ungesättigten Fettsäuren***. Diese sind das Gaspedal auf unserer Blutbahn, sie sorgen dafür, dass das Blut transportfähiger wird und somit wichtige Nährstoffe schnell die „Haarfabrik" erreichen.

Sinneswandel:
Machen Sie es sich zur Gewohnheit, dass Sie über Ihre Hauptmahlzeit oder über den Quark bzw. Aufstrich Ihres Vollkornbrots immer einige ***Sonnenblumenkerne*** streuen. So führen Sie Ihrer „Haarfabrik“ mit einem Rutsch lebensnotwendige Biostoffe zu!

38. Petersilie – nicht kleckern, sondern klotzen!

Zu guter Letzt betreten die kleinen grünen Stiele unsere Bühne. Vielleicht ist Ihnen beim Durchstöbern der vorigen Rezepte schon aufgefallen, dass wir den Gerichten häufig Petersilie beifügen, und das auch noch in rauen Mengen. Das liegt nicht unbedingt daran, dass uns die Ideen für schmackhafte Kräuter ausgegangen sind, nein – Petersilie ist ein absolutes Muss für Ihr Haar. Was immer Sie auch kochen, sollte Petersilie vom Geschmack her passen, bestreuen Sie das Gericht mit einer üppigen Portion dieses wertvollen Krauts.
Petersilie beschenkt uns mit reichlich ***Mangan, Eisen, Folsäure*** und ***Vitamin C***.
Besonders hervorstechend ist allerdings der Gehalt an ***Silizium***, besonders hilfreich, wenn Sie gerade akut viele Haare verlieren!

Saison für Petersilie

Jan	Feb	Mrz	Apr	Mai	Jun	Jul	Aug	Sep	Okt	Nov	Dez

9. Hilfreiche Kräuter – altes Wissen wiederentdeckt

Nicht nur Lebensmittel, auch einige Kräuter verfügen über wertvolle Inhaltsstoffe, mit denen Sie Ihrem Haarausfall wirkungsvoll zu Leibe rücken können. Oftmals sind diese Kräuter bekannt zur Heilung oder Linderung bestimmter Krankheiten. Was aber häufig in Vergessenheit geraten ist, diese Kräuter helfen ebenso schwächelndem Haarwuchs mächtig auf die Sprünge.

a) Bockshornkleesamen - bei androgenetischer Alopezie

Bockshornklee ist dafür bekannt, dass er die Blutzufuhr zu den Haarwurzeln erhöht und die Umwandlung von Testosteron zu DHT hemmt. Wurde bei Ihnen androgenetische Alopezie diagnostiziert, sollte Bockshornklee verstärkt auf Ihrem Speiseplan stehen.

Innere Anwendung:

Den Bockshornkleesamen unter fließendem Wasser spülen und anschließend in einem Keimgerät (im Reformhaus erhältlich) nach Gebrauchsanweisung des Herstellers keimen lassen. Oder Sie füllen die abgespülten Samen in ein altes Marmeladenglas, benetzen den Glasboden mit etwas Wasser, so dass die Samen leicht befeuchtet sind. Morgens und abends füllen Sie etwas Wasser nach, aber nur soviel, dass die Samen feucht bleiben, sie sollen nicht im Wasser schwimmen! Nach 3–6 Tagen (je nach Packungsbeilage) können Sie die Sprossen ernten.

Was kann ich mit den geernteten Sprossen anfangen?

Die Sprossen können Sie sehr gut in grüne Salate einstreuen oder einfach als peppige Ergänzung für Ihren Brotaufstrich auf Ihr Quark- oder Frischkäse-Brot geben.

Äußere Anwendung:
Ein vergessenes Einreibemittel aus alter Zeit fördert Ihren schwächelnden Haarwuchs. ¼ Liter kalt gepresstes Olivenöl mit 30 g zerstoßene Bockshornkleesamen in einen Topf geben. Den Topf in ein Wasserbad stellen und abgedeckt etwa 2 Stunden auf kleiner Flamme köcheln lassen. Das abgekühlte Öl durchsieben und in sterile Flaschen füllen. Luftdicht verschließen. Einmal wöchentlich die Kopfhaut damit einreiben. Einwirkzeit individuell 10–60 Min. Danach gründlich ausspülen und Haare wie gewohnt waschen.

b) Brennnessel ... schon in der Antike geschätzte Heilpflanze
Schon Hippokrates schwor zur Zeit der Antike auf die blutreinigende Heilwirkung dieser Pflanze. Sie fördert die Durchblutung und greift die Schlacken im Körpergewebe an. Brennnessel ist reich an Eisen und Silizium, also sehr wertvoll für unsere „Haarfabrik“.

Innere Anwendung:
Vor allem als Tee sind die Blätter der Brennnessel wirksam: 2 gehäufte Teelöffel Brennnesselblätter mit ¼ Liter kochendem Wasser übergießen, 10 Min. ziehen

lassen, durch ein Sieb den Tee abseihen. Morgens und abends eine Tasse trinken. 1 Tasse pro Tag ist ausreichend bei älteren Menschen.

Äußere Anwendung:
Feingehackte Brennnesselwurzel (aus der Apotheke oder dem Kräuterhaus) in 5 %iger Alkohollösung aus der Apotheke geben und bedeckt 14 Tage bei Zimmertemperatur ziehen lassen. Durch eine Filtertüte sieben und in sterile Flaschen füllen. Die Tinktur kann täglich auf die Kopfhaut gegeben werden und mit leichten kreisenden Bewegungen einmassiert werden.

Eine Erhöhung der Wirkung kann durch die Vermischung der Brennesselwurzel mit der Klettenwurzel erzielt werden. Dann einfach die Tinktur mit beiden fein gehackten Wurzeln ansetzen.

c) Buchweizen – sichert den Blutfluss bis in die Haarwurzeln
Der Inhaltsstoff Rutin sorgt dafür, dass die Blutverteilung bis in die kleinsten Blutgefäße funktioniert, was für gesunden Haarwuchs unerlässlich ist.

Innere Anwendung:
Besonders als Tee ist das Buchweizenkraut sehr wirksam.
2 TL getrocknetes Buchweizenkraut auf eine Tasse kochendes Wasser geben. 15 Min. ziehen lassen und abgießen. 2–3 Tassen pro Tag sind ausreichend, eine Tee-Kur von mindestens 4 Wochen ist empfehlenswert. 1 Tasse pro Tag ist ausreichend bei älteren Menschen.

d) Kapuzinerkresse – für kraftvolles Haar
Die Essenz ist ein natürliches Mittel gegen Haarausfall und regt die Haarwurzeln dazu an, stärkere Haare auszubilden und schneller zu wachsen.

Äußere Anwendung:
¼ Liter 5-prozentigen Alkohol über 4 Handvoll Blüten und Blätter der Kapuzinerkresse gießen. Im Topf zugedeckt 14 Tage ziehen lassen. Dann filtern und mit ¼ Liter destilliertem Wasser auffüllen. In eine Flasche füllen und täglich in die Kopfhaut einmassieren.

e) Nussbaum – für einen gesunden Haarboden
Innere Anwendung:
Der Tee der getrockneten Blätter wirkt stark blutreinigend und dient zur Stärkung des Haarbodens. 2 TL getrocknete Nussblätter (aus der Apotheke) in ¼ Liter kaltem Wasser ansetzen und zum Sieden bringen, abseihen und täglich zwei Tassen davon trinken.

f) Zinnkraut (Ackerschachtelhalm) – der Silizium-Kracher!
Die lebende Pflanze besteht zu 6-9% aus Silizium. In gelöster Form sind es sogar 10 %. Silizium fördert in unserer „Haarfabrik" den Zellaufbau und den Zellstoffwechsel. Außerdem enthält Zinnkraut Saponine, Flavonoide und Kalium. Es fördert den Stoffwechsel und die Durchblutung der Kopfhaut.

Innere Anwendung als Tee:
Rechnen Sie 1 TL pro Tasse. Kochen Sie das Kraut mindestens 15 Min. in Wasser, damit sich alle Wirkstoffe aus der Pflanze lösen. Dann abseihen und trinken.

10. Seminare begleitend zum Buch

Begleitend zum Buch geben wir auch deutschlandweit das Seminar „Diese Vitamine retten Ihr Haar". Dieses Seminar richtet sich vor allem an Leser, die noch unsicher sind, welche Faktoren in ihrem speziellen Fall den Haarausfall begünstigt haben und die sich individuelle Ernährungstipps von uns erhoffen oder die noch einen kleinen Motivationskick brauchen, um ihre Ernährung wirklich dauerhaft umzustellen.

Näheres erfahren Sie auf unserer Internetseite

www.diese-vitamine-retten-ihr-haar.de

Über die Autorinnen:

Christiane Knepel ist Heilpraktikerin für klassische Homöopathie mit eigener Praxis. Unter anderem hat sie sich, da selbst betroffen, spezialisiert auf die Behandlung von Haarausfall bei Frauen. Dabei setzt sie auf die Zusammenstellung einer individuellen Schüssler-Salz-Kur für die Patientin sowie Ernährungsberatung. (www.christiane-knepel.de)

Dagmar Dieckmann ist Friseurmeisterin und war jahrelang im Bereich für Haar-Behandlungen tätig. Aus ihrer Beratungspraxis heraus hatte sie mit unendlich vielen Betroffenen zu tun, die bereits eine lange Odyssee durch diverse Arztpraxen hinter sich hatten, ohne einen konkreten Befund zu bekommen.

Zusammen recherchierten die Autorinnen ein Jahr lang, welche Biostoffe sich positiv auf den Haarwuchs auswirken und in welchen Lebensmitteln diese enthalten sind.

Hinweis der Autorinnen:

Alle im Buch erwähnten Sachverhalte wurden von den Autorinnen sorgfältig recherchiert und geprüft. Eine Garantie können wir jedoch nicht gewähren. Eine Haftung der Autorinnen für Personen-, Sach- oder Vermögensschäden ist ausgeschlossen. Ernste Erkrankungen gehören ausdrücklich in ärztliche Behandlung. Dieses Buch kann keinen Besuch beim Facharzt ersetzen.

Danksagung:

Wir möchten uns herzlich bedanken bei

unseren unermüdlichen Testköchen und –köchinnen, die keine Mühe scheuten, alle hier veröffentlichten Rezepte nachzukochen: Inge Knepel, Alexandra Stoll, Susanne und Olivier Barillot, Cornelia Rath und Ursula Lüer

unserem furchtlosen Food Manager, der zu jeder Tages- und Nachtzeit aufgebrochen ist, um die benötigten Lebensmittel für die Testrunden herbeizuschaffen: Erich Knepel

unserem Korrekturleser mit den Adleraugen, der jeden falschen Bindestrich entlarvte: Heinz Braun

unserem medizinischen Korrekturleser, der den kompletten Inhalt dieses Buches im wahrsten Sinne des Wortes auf Herz und Nieren prüfte: Claudius Knepel-Stoll

Literatur-Quellen:

1. Naturheilpraxis heute, Elvira Bierbach – Urban & Fischer
2. Hauptsache Haar, Ralph M. Trüeb und Doris Lier – Rüffer & Rub
3. Haarprobleme, Hansotto Zaun, Dorothee Dill-Müller - spitta Verlag
4. Wirksame Hilfe bei Haarausfall, Jenny Latz - TRIAS
5. Gesundheit durch Entschlackung
6. Das große Buch der gesunden Ernährung, Dr. Jörg Zittlau, Dr. Norbert Kriegisch - Südwest Verlag
7. Fit durch Vitamine, Klaus Oberbeil - Südwest Verlag
8. Gesund und fit durch Vitamine, Claudia Kläger - Südwest Verlag
9. Die 100 wichtigsten Lebensmittel, Dr. Siegfried Schlett – Zabert Sandmann Verlag
10. Heilen mit Obst und Gemüse
11. 300 Fragen zur Säuren-Basen-Balance, Sabine Wacker, Dr. med. Andreas Wacker - GU Verlag
12. Nährwerte, Prof Dr. Emadfa, W. Aign, Dipl. Oec. Troph. Fritzsche - GU
13. Das Säure-Basen-Gleichgewicht, Christopher Vasey – Midena
14. Die Kräuter in meinem Garten, Sigrid Hirsch
15. Pschyrembel, Medizinisches Wörterbuch, 257. Auflage

Gabrielle Kent

ALFIE BLOOM

Jagd nach dem magischen Schlüssel

Aus dem Englischen
von Kai Kilian

Schneiderbuch
EGMONT

Bücher von Gabrielle Kent bei Schneiderbuch:

Alfie Bloom – Band 1: Das Geheimnis der Drachenburg
Alfie Bloom – Band 2: Jagd nach dem magischen Schlüssel

Weitere Bücher von Gabrielle Kent sind bei Schneiderbuch in Vorbereitung.

1. Auflage

verlegt durch EGMONT Verlagsgesellschaften mbH,
Gertrudenstraße 30–36, 50667 Köln

Die englische Originalausgabe erschien 2016 unter dem Titel
»Alfie Bloom and the Talismans Thief« bei Scholastic Children's Books,
an imprint of Scholastic Ltd London, England

Übersetzung aus dem Englischen: Kai Kilian
Umschlagillustration: Timo Grubing
Umschlaggestaltung: Timo Grubing
Satz: Greiner & Reichel, Köln
Printed in Germany (671575)
ISBN 978-3-505-13717-4
www.schneiderbuch.de

Für meine Familie